Dʳ Henri GRAZIANI

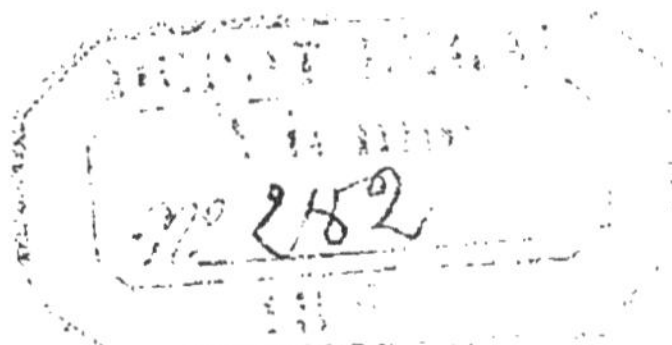

Les Fausses Gastriques

d'origine utéro-ovarienne

et menstruelle

PARIS

J.-B. BAILLIÈRE ET FILS

19, rue Hautefeuille

1908

Tous droits réservés

LES FAUSSES GASTRIQUES

D'ORIGINE UTÉRO-OVARIENNE ET MENSTRUELLE

Dʳ Henri GRAZIANI

ANCIEN EXTERNE DES HÔPITAUX
ANCIEN INTERNE DE L'HÔPITAL SAINT-MICHEL
MÉDAILLE DE BRONZE DE L'ASSISTANCE PUBLIQUE

Les Fausses Gastriques

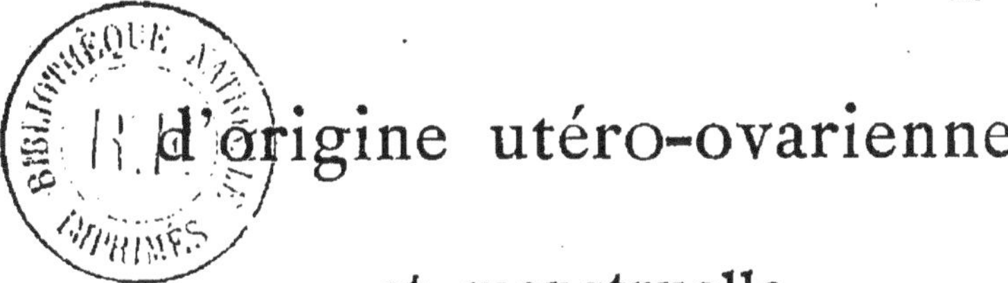

d'origine utéro-ovarienne

et menstruelle

PARIS

J.-B. BAILLIÈRE ET FILS

19, rue Hautefeuille

1908

Tous droits réservés

LES FAUSSES GASTRIQUES

D'ORIGINE UTÉRO-OVARIENNE ET MENSTRUELLE

INTRODUCTION

Parmi les malades qui se présentent au médecin comme dyspeptiques, il y a lieu de distinguer, comme l'a fait M. Le Noir, trois groupes de sujets :

Les uns sont réellement atteints d'une maladie de l'estomac ; l'organe est lésé soit primitivement, comme dans les cancers gastriques, soit secondairement comme chez les tuberculeux et les cardiaques, pour prendre quelques exemples simples.

D'autres malades accusent également des symptômes dyspeptiques, mais c'est le trouble fonctionnel, mécanique, ou sécrétoire, qui domine. Sans rechercher si dans ce cas le trouble fonctionnel est primitif ou secondaire, consécutif à une lésion gastrique, ou sous la dépendance de modifications du système nerveux, on est amené dans la pratique à réunir ces

1.

malades dans un même groupe distinct du premier.

Certains autres sujets enfin se plaignent aussi de phénomènes gastriques, mais l'examen attentif fait reconnaître que l'estomac n'est pas réellement en cause et que tous les symptômes ont une origine différente qui suffit à les expliquer.

Les limites qui séparent chacun de ces groupes ne sont peut-être pas très précises, quelques malades peuvent même rentrer dans les deux à la fois.

C'est le dernier groupe que j'ai voulu étudier, ou plutôt une partie de ce dernier groupe de faux gastriques.

Il y a des dyspeptiques et des faux dyspeptiques, comme il y a des cardiaques et des faux cardiaques, des urinaires et des faux urinaires, des utérines et de fausses utérines.

Les faux dyspeptiques sont innombrables et il est pour le praticien d'importance capitale de savoir les dépister ; une erreur de diagnostic conduisant chez eux à une thérapeutique illogique, souvent même nuisible.

Le système nerveux, les affections hépatiques, cardiaques ou urinaires peuvent créer de faux dyspeptiques, mais il est un organe : l'utérus, qui forme avec l'estomac « un véritable duumvirat » (BEAU) et dont les troubles retentissent violemment sur le tube digestif.

Aussi faut-il, je crois, placer pour la fréquence,

aux premiers rangs des faux dyspeptiques, les fausses gastriques d'origine utéro-ovarienne et menstruelle, que je me suis efforcé d'étudier au cours de ce travail.

CHAPITRE PREMIER

Historique

« Il y a commerce, disait Mauriceau, entre la matrice et l'estomac. »

C'est une constatation que firent de nombreux auteurs, mais sans chercher à expliquer quel était ou plutôt quels étaient les modes de retentissement des affections utérines sur les fonctions digestives, et en particulier par quel mécanisme tout ou partie des troubles gastriques devait être rattaché à l'affection génitale.

Dès la plus haute antiquité, les premiers observateurs se rendirent compte de la place importante que l'utérus occupait dans la pathologie féminine. « Propter solum uterum, mulier id est quod est », disait un vieil adage ; rendant la pensée que nous trouvons plus ou moins explicitement contenue dans la plupart des écrits médicaux. Mais, en général, la question est effleurée d'une plume plus ou moins légère, mais n'est pas approfondie ; l'auteur relate le fait et passe, tellement la relation lui semble admise.

Hippocrate, déjà, avait signalé les rapports existant entre les organes sexuels de la femme et les
organes abdominaux ; il enseignait que les fièvres
gastriques favorisaient l'apparition des métrorragies.

Pour Galien, l'utérus est le point de départ de
mille maux, et il insiste sur les « sympathies entre
l'utérus et les organes voisins ».

Arétée représente l'utérus comme doué d'une vie
propre : « Uterus animal in animali ».

Durand (1) rapporte, d'après Galien, que : « Qui
se soustrait au pouvoir de l'amour devient enclin
au sommeil... *l'estomac digère mal*, fait mal ses
fonctions, et loin de ménager sa vigueur, comme on
se l'imagine, c'est négliger au contraire le moyen
le plus agréable de l'accroître. »

Si nous feuilletons les auteurs modernes, nous y
trouvons la même opinion, exprimée d'une façon plus
scientifique : « C'est surtout vers l'estomac, écrit
« Aran (2), que les troubles se manifestent d'une
« façon plus tranchée. Ces phénomènes consistent
« en des sensations pénibles vers la région épigas-
« trique, sensations que les malades caractérisent
« du nom de *tiraillements*, de *faiblesse d'estomac*,
« et qui s'accompagnent en général d'un besoin fré-
« quent d'alimentation. Mais l'appétit est fugitif et

(1) Durand, Thèse Paris, 1816.
(2) Aran, *Maladies de l'utérus*, art. *Métrite chronique*, 1858.

« illusoire, car à peine quelques aliments ont-ils été
« ingérés que la satiété se produit ; plus tard, les
« digestions deviennent languissantes... »

Scanzoni (1) dit que : « Les plus fréquents phéno-
« mènes sympathiques sont... des troubles diges-
« tifs et, surtout, un opiniâtre météorisme, des
« vomissements répétés, de la constipation. »

Valleix (2) écrit : « Ordinairement on voit surve-
« nir les troubles digestifs si fréquemment liés aux
« maladies utérines ; en un mot les phénomènes qui
« accompagnent la leucorrhée. »

Nonat (3) et Courty (4) notent également la relation existant entre les dyspepsies et les affections
utérines.

H. Bennet pousse même cette intimité de relation
jusqu'à faire de la nausée un symptôme caractéristique de l'affection utérine.

De Synety (5) cite également les rapports entre
ces deux appareils.

Fabre (6) fait une description imagée de ces rapports : « L'utérus malade ou gravide produit des
« troubles bizarres sur l'estomac... Il fait l'estomac
« paresseux, l'estomac capricieux, l'estomac impé-
« rieux, perverti, criard, grognon, révolté,... l'esto-

(1) Scanzoni, *Traité des maladies des organes sexuels*, 1858.
(2) Valleix, art. *Métrite*.
(3) Nonat, *Traité des maladies de l'utérus*.
(4) Courty, *Dic. encyc. des Sc. méd.*
(5) De Synety, *Man. prat. de gynéc.*, 1879.
(6) Fabre, Thèse Paris, 1880.

« mac grognon fait entendre un bruit analogue à ce-
« lui que fait le ventre d'une ânesse qui trotte ; résul-
« tat des secousses imprimées à un mélange de
« liquides et de gaz, ces grognements ont pour
« cause les uns et les autres... L'estomac révolté est
« celui qui vomit toutce qu'on lui donne et rien n'est
« variable, dans les affections utérines, comme la
« nature des matières vomies et l'heure des vomis-
« sements. »

FORFER (1) parle des troubles digestifs graves au cours d'affections utérines, mais sans insister. Ce sont là, à son avis, les complications les plus rebelles ; parfois le traitement local utérin ne suffit pas à les faire disparaître et il faut instituer un traitement gastrique parallèle.

SCHROEDER (2) écrit : « De tous les organes éloignés,
« c'est l'estomac qui subit le plus souvent le contre-
« coup des désordres utérins. »

DURAND (3) décrit ainsi les troubles gastriques au cours d'affections utérines.

« Peu de temps après avoir mangé, les femmes
« sont forcées de desserrer les cordons de leurs vête-
« ments, la pression la plus légère à l'épigastre
« leur est insupportable... A ces symptômes de dyp-
« pepsie se joignent des signes de gastralgie, des
« crampes d'estomac... »

(1) FORFER, Thèse Paris, 1882.
(2) SCHROEDER, *Mal. des org. de la femme*, art. *Endométrite*.
(3) DURAND, Thèse Montpellier, 1889.

— 16 —

Auvard (1) rappelle que les malades utérines digè-
rent mal.

Engelmann (2) estime que 25 0/0 des femmes atteintes d'affections gynécologiques souffrent de l'estomac.

Theilhabert (3), publiant ses observations, dit, sur
45 femmes souffrant de troubles gastriques et intestinaux, n'en avoir trouvé que 4 ayant les organes
génitaux normaux.

Dix avaient de la rétroflexion, vingt-huit de la
métrite, les autres avaient de l'ovarite, de la para-
métrite ou de petites tumeurs utérines.

Seul, parmi les auteurs que j'ai pu feuilleter dans
une bibliographie éparse, Imlach (4), dans un « su-
perbe isolement », nie l'action de l'appareil génital
sur l'estomac. Il trouve absurde de chercher une
relation là où il n'y a qu'une association fortuite ;
bien fréquente en tous cas.

Au cours de ces quinze dernières années, Horvitz,
à Hambourg, Twedy, en Angleterre, Bossi, en Italie,
Pozzi, Siredey, Dalché, Locoarret, dont la commu-
nication m'a été précieuse pour mes recherches bi-
bliographiques, A. Boursier, Delbet, etc…, en France,
ont publié des observations mais n'envisageant généralement qu'un point de la question. Pozzi signale

(1) Auvard, *Traité de gynéc.*, 1890.
(2) Engelmann, *Gynecological Society*, 1872.
(3) Theilhabert, *Berliner klinische*, 1893.
(4) Imlach, *Brit. Gynecol.*, février 1887.

en passant ces relations dans son Traité de gynécologie.

J.-Ch. Roux les effleure dans le Manuel des maladies du tube digestif. Il se borne à remarquer : « Nous
connaissons bien les troubles gastriques consécutifs
à la grossesse ou à la menstruation, mais le retentissement des affections utérines ou ovariennes sur l'estomac n'a fait l'objet, jusqu'à présent (1907), d'aucune étude complète. »

Je ne crois pas que ce travail ait été fait depuis ;
j'ai voulu m'efforcer, par ces recherches, de con-
tribuer à combler cette lacune. Car si nombreux sont
les cas dans lesquels les troubles gastriques sont
sous la dépendance de l'affection utérine, beaucoup
restent méconnus.

Telle malade se rendra chez le gynécologue et ne lui
parlera pas de ses troubles, jugeant que « ce n'est pas
sa spécialité » ; telle autre, par une pudeur exagérée,
estimera ses troubles utérins peu importants et n'in-
sistera que sur son affection gastrique. Souvent aussi
le médecin, pour une cause ou pour une autre, ne
s'occupera que des phénomènes symptomatiques
sans en rechercher la pathogénie. Or, comme l'enseignait Lisfranc : « Par leur état presque latent...
« par les sympathies nombreuses qu'elles exercent
« sur l'économie... les maladies de l'utérus exposent
« le médecin à commettre de nombreuses et fréquen-
« tes erreurs de diagnostic. »

Il est donc de toute importance pour le praticien de rechercher les voies par lesquelles retentissent sur l'estomac les affections de cet organe qui tient, dans la pathologie féminine, une place si importante que le professeur PETER, dans une de ses dernières cliniques de l'hôpital Necker, a pu dire, d'une façon peu galante, peut-être, mais pathologiquement assez exacte :

« La femme est un utérus avec des organes tout autour... »

CHAPITRE II

Retentissement gastrique des affections utéro-ovariennes

I. — MÉCANIQUEMENT

1° Par action compressive directe sur l'estomac

La présence, dans la cavité abdominale, d'une production physiologique (utérus gravide) ou pathologique (tumeur abdomino-pelvienne), peut être la cause de phénomènes gastro-intestinaux très variés. Ces phénomènes s'observent sur tous les segments du tube digestif sous-diaphragmatique. Ils ont été étudiés surtout au niveau de l'intestin grêle et du gros intestin, principalement ceux qui relèvent d'une compression directe. Les accidents gastriques ont été moins étudiés.

N'étudiant dans ce chapitre que les accidents résultant d'une action compressive directe sur l'estomac, nous n'avons à envisager que les facteurs à action mécanique, dont l'évolution progressive apporte des modifications notables dans la statique abdominale.

Et parmi ces facteurs nous nous bornons aux productions anormales d'origine utéro-ovarienne.

Avant tout, il faut, dans cet ordre d'idées, citer le kyste de l'ovaire, le kyste « campagnard », celui qu'on ne trouve plus dans les grands centres chirurgicaux, Tuffier ayant opéré peut-être le dernier gros kyste parisien (près de cent litres de liquide) en février 1906.

Il n'est pas besoin de ces kystes extraordinaires, ni même de ceux plus modestes de Poncet (60 litres), de Segond et de Lejars (25 à 30 litres) pour déterminer des troubles mécaniques dans la sphère gastrique. C'est moins l'énorme volume que la situation, les tendances évolutives, les zones d'adhérence du kyste, qui provoquent ces troubles. Ils peuvent être et en effet ils sont souvent peu marqués, aussi échappent-ils à l'examen, un peu superficiel, d'un cas où les symptômes objectifs l'emportent par leur évidence. Du reste, les kystes à évolution lente n'ont pas de retentissement net sur les viscères creux qui les entourent. Il semble qu'il y ait une sorte d'accoutumance et que peu à peu, grâce à la complaisante distension de la paroi abdominable, l'estomac et l'intestin s'accommodent tant bien que mal de la présence du kyste. Dans les cas de kyste ovarique à retentissement gastro-intestinal, il s'agit toujours de kystes à évolution assez rapide. Dans les observations que j'ai consultées il s'agissait le plus souvent de kystes de l'ovaire gauche, mucoïdes ; je n'ai pas relevé d'accidents de compression mécanique de l'estomac dans les observations de kystes dermoïdes de l'ovaire, ou dans les kystes du ligament large.

On observe à titre beaucoup moins fréquent les troubles de compression gastrique dans les fibromes utérins. Et le moindre volume, dans la majorité des cas, du moins, de ces tumeurs explique cette moindre fréquence. En plus, le mécanisme est ici beaucoup moins évident. Dans les fibromes sous-muqueux, qui saignent, il y a lieu de faire intervenir un nouveau facteur de troubles gastriques. On ne peut donc retenir que les myomes sous-péritonéaux, d'un gros volume et libres. Parmi les nombreuses observations de fibrome du ligament large rassemblées par SHOHECKER, je n'ai pas relevé un seul cas indiscutable de fibrome compresseur de l'estomac.

Parmi les affections utéro-annexielles, moins fréquentes, mais à grand développement possible, et à retentissement sur l'abdomen supérieur, il convient de citer enfin les tumeurs végétantes de l'ovaire. Quoique le mécanisme puisse ici se discuter (1), il est des cas où l'action de la tumeur ovarienne a été avant tout compressive ; soit qu'il y ait eu compression directe, du fait de la tumeur elle-même, soit qu'il y ait eu compression indirecte du fait de l'ascite concomitante.

---

(1) Thèse de P. Y. DREYFUS.

La grossesse extra-utérine (parvenue sans encombre à un stade suffisamment avancé) est encore, mais tout à fait exceptionnellement, une cause possible de troubles gastriques par compression mécanique.

Les troubles que l'on observe dans ces différents cas (pratiquement dans le cas de kystes ovariques) varient avec les conditions de la tumeur et l'état de l'estomac. Les malades maigres, à estomac ptosé ou distendu, sont particulièrement atteintes. Au moindre degré, on observe une sensation de gêne après le repas, plus accusée après le repas du soir et surtout dans le décubitus dorsal ; sensation qui se prolonge quelques heures et disparaît dans la nuit. Mais il n'est pas rare d'observer, soit d'emblée, soit consécutivement aux troubles précédents, une véritable intolérance gastrique à l'occasion du moindre repas un peu copieux, intolérance qui oblige les malades à s'alimenter avec précaution et à dose fractionnée. Quelquefois enfin il y a une inertie de l'estomac se caractérisant par des vomissements périodiques expulsant les ingesta de deux ou plusieurs jours.

Ces troubles semblent nettement en rapport avec la compression mécanique exercée par le kyste, car la seule ponction du kyste, non pas d'évacuation, mais de déplétion, suffit à les faire disparaître. Ils réapparaissent lorsque le kyste a atteint de nouveau son volume primitif. En voici une observation inédite.

OBSERVATION (inédite). — **Disparition des troubles gastriques par ponction de quatre litres d'un kyste de l'ovaire.**

Une femme de 5o ans entre en novembre 1go5 dans le service de M. MONOD, à l'hôpital Saint-Antoine. Ses règles, après quelques irrégularités, ont disparu définitivement il y a 2 ans. Quelques mois plus tard, la malade a vu son ventre grossir, devenir lourd, pesant, sans éprouver de troubles particuliers.

Depuis six mois, le volume du ventre a, paraît-il, beaucoup augmenté, en même temps qu'apparaissaient quelques troubles de compression (œdème des jambes, dyspnée). L'examen de la malade à son entrée à l'hôpital permet de porter de toute évidence le diagnostic de kyste de l'ovaire. Malgré le volume assez considérable de la tumeur et l'état général assez précaire de la malade, on fut obligé de surseoir à l'opération à cause du mauvais état des téguments abdominaux (brûlures par application répétée de teinture d'iode).

Quelques jours après son entrée, la malade eut après le repas du soir des vomissements accompagnés d'un état général alarmant (pouls petit, tendances syncopales) qui firent penser à la possibilité d'accidents dus à la torsion du pédicule du kyste ; le lendemain, tout était rentré dans l'ordre ; deux jours plus tard, les mêmes phénomènes se reproduisirent. Le kyste augmentant de volume, on pratiqua une ponction évacuatrice faute de pouvoir en pratiquer l'ablation. On retira 4 litres de liquide citrin. Les accidents de compression diminuèrent et la malade n'eut plus de vomissement.

Quinze jours plus tard, le kyste ayant atteint de nouveau son volume initial, il y eut encore des vomissements après le repas du soir. La paroi étant redevenue satisfaisante la malade fut opérée le lendemain : — on trouva un gros kyste uniloculaire de l'ovaire gauche, contenant 12 litres de liquide, absolument libre ; sauf à son pôle supérieur, qui adhérait au péritoine ombilical. La paroi du kyste et son pédicule ne portaient aucune trace de torsion ancienne ou récente. Guérison sans incident. Les vomissements, en dehors de vomissements forts, chloroformiques, ne reparurent plus.

2º Par action indirecte compressive ou infectieuse

Si les affections utéro-ovariennes peuvent par leur volume extraordinaire et leur développement rapide faire sentir directement leur action sur l'estomac par compression, véritable action mécanique, il est également des affections des organes génitaux féminins qui peuvent agir d'une façon indirecte sur l'estomac. Sans que leur volume atteigne des proportions suffisantes pour troubler par action directe la digestion stomacale, ils peuvent, avec un volume moindre, comprimer l'intestin et par les troubles qu'ils y font naître, coprostase, constipation, entérocolite, provoquer des troubles gastriques, notamment la dyspepsie gastro-intestinale.

Ces mêmes phénomènes peuvent également reconnaître pour cause directe une déviation utérine, particulièrement la rétroflexodéviation.

Bien qu'il s'agisse d'un retentissement gastrique par action indirecte, il est de toute importance de le signaler par suite de l'influence considérable qu'ont sur l'estomac les troubles intestinaux.

TROUSSEAU disait que la moitié des cas de dyspepsie relevaient de la constipation.

Il est certain qu'il y a là une certaine exagération; néanmoins, si l'on a décrit comme une des complications d'affections gastriques la constipation, il est non moins certain que celle-ci, à son tour, engendre souvent des troubles gastriques, et la dyspepsie gastro-intestinale est trop connue pour en faire ici la description.

C'est NONAT qui, le premier, en 1860, signala la coexistence des affections utéro-annexielles et des productions muco-membraneuses de l'entérocolite.

TINDLEY, MONOD (de Bordeaux), DALCHÉ, BLONDEL, etc..., en ont cité de nombreux cas.

Comment l'affection utérine peut-elle retentir sur l'intestin? Il semble que le mécanisme à invoquer est celui que LETCHEFF a décrit à la suite de ses recherches.

L'utérus antéfléchi ou rétrofléchi presse sur le rectum par son col ou son corps; il y arrête le cours des matières, et la stase accroît la résorption des produits putrides et toxines microbiennes de l'intestin;

l'épithélium intestinal irrité ne lutte pas contre l'infection.

Les tumeurs du petit bassin, pyo-salpinx, fibromes utérins, kystes ovariques, comprimant aussi l'intestin, ont une action analogue.

Mais, en outre, les agents infectieux qu'ils renferment peuvent, par les voies lymphatiques, se propager jusqu'au rectum (1).

En effet, comme l'ont montré les recherches anatomiques de SAPPEY, de POIRIER, de H. MOREAU, les lymphatiques vaginaux-utérins forment un vaste réseau dont les différentes parties communiquent largement entre elles d'une part, et d'autre part avec les lymphatiques du rectum.

Que l'on admette les théories émises par COMBE (de Lausanne) dans son livre sur l'entérite muco-membraneuse ou celles de GUILLOIRE ou de TRÉMOLIÈRES dans leur thèse, on peut, de toute façon et dans de nombreux cas, retrouver l'influence des affections utéro-ovariennes.

Origine réflexe, origine compressive, ou infectieuse, les affections génitales peuvent en être la cause première par l'un des mécanismes rapportés plus loin et qui s'appliquent aussi bien à l'intestin qu'à l'estomac.

Certains fibromes, enfin, semblent avoir une

(1) TRÉMOLIÈRES, *loc. cit.*

influence réelle sur les troubles gastriques sans que l'on puisse invoquer dans la pathogénie leur volume. Je crois que c'est par le même mécanisme que les infections utérines ou annexielles peuvent atteindre directement l'intestin.

Pour G. Lyon, c'est par action nerveuse directe ou réflexe que les affections utérines produiraient la colite muco-membraneuse, qui serait en réalité « un ensemble de troubles fonctionnels du grand sympathique abdominal, une *trophonéphrose* survenant uniquement chez une certaine catégorie de prédisposées ».

Observation (traduction). — Publiée par le professeur Bossi, de Gênes, dans le n° d'avril 1908 de la *Ginecologia moderna* sous le titre : Vingt-sept ans de gastralgie et de rétroversion utérine consécutives à une première couche.

B. L. (de Ripallo), 47 ans.

Réglée à 15 ans d'une façon irrégulière jusqu'à 20 ans, âge auquel elle se marie. 3 couches : la première à 21 ans, la deuxième à 24 ans, la troisième à 26 ans.

Depuis la première grossesse, la malade ressent des accès de gastralgie qui, petit à petit, iront toujours en s'aggravant. Ces accès étaient caractérisés par des crampes d'estomac avec douleurs irradiées non seulement à l'épigastre, mais encore dans la région dorsale : dans ce dernier cas, les accès s'accompagnaient de vomissements. Constipation opiniâtre.

Pendant les deux dernières grossesses comme au cours de la première, les troubles gastriques cessent au quatrième mois.

Tous les moyens de traitement employés, et ils furent multiples, restèrent sans résultat.

Le 15 novembre 1907, elle s'est présentée à ma clinique; au cours de mon examen je n'ai rien trouvé du côté de l'estomac et des autres organes.

J'ai simplement trouvé une grave rétrodéviation de l'utérus.

J'ai pratiqué la réduction, appliqué un pessaire, et les troubles gastriques cessèrent comme par enchantement, pour ne plus réapparaître (15 mars 1908).

La caractéristique de cette observation est que, pendant les vingt-sept années que la malade souffrit sans que l'on découvrît l'origine de ses troubles, ceux-ci eurent une allure absolument typique. Pendant les grossesses successives, la femme souffre pendant les premiers mois quand l'utérus, peu augmenté de volume, peut encore rester dévié, mais quand arrive le quatrième mois et que l'utérus atteint un volume tel qu'il ne peut plus être contenu dans le petit bassin et qu'il se redresse spontanément, les troubles cessent. Il y a lieu d'ajouter que les accès gastralgiques devenaient plus intenses et plus fréquents au moment des périodes menstruelles. L'utérus, à ce moment devenant plus congestionné par l'ovulation et plus pesant, exagère encore sa rétrodéviation.

Pendant vingt-sept ans tous les traitements qui avaient été tentés par les premiers spécialistes du tube digestif pour guérir cette malade avaient échoué.

C'est donc bien la rétrodéviation qui était cause des troubles gastriques.

Observation (communiquée par le Dr Tixier). — **Troubles gastriques par fibrome utérin. — Hystérectomie. — Guérison.**

Mme X... 51 ans.

Tempérament arthritique, mais de bonne santé habituelle étant vierge.

Au cours des trois grossesses, troubles digestifs assez accentués, entéro-colite, diarrhée, sialorrhée, durant jusqu'à l'accouchement.

Dernière couche en 1890, normale.

Deux ans après, en 1892, sensations de pesanteur dans les reins, envies d'uriner fréquentes, crampes d'estomac aussitôt après le repas, coliques avec diarrhée profuse.

Règles normales.

La malade va consulter ; l'examen dénote un utérus mobile, à corps gros et irrégulier ; il lui est conseillé une cure à Plombières. Au retour de la saison d'eau, son état s'étant légèrement amélioré, la malade pensant qu'il s'agit de troubles congestifs ne soigne plus son utérus ; mais comme elle ressent toujours des troubles gastro-intestinaux, elle suit, après consultation, un traitement pour son tube digestif, sans aucun succès d'ailleurs.

En 1900, après une grande fatigue et des émotions violentes, la malade s'aperçoit « que son bas ventre devient « dur et qu'elle y sent un corps large, volumineux, qui en « occupe toute la largeur, mais sans en augmenter le « volume ».

Les troubles vésicaux augmentent, les mictions deviennent fréquentes et douloureuses, les urines sont troubles, épaisses, sirupeuses, tachant le linge. Douleurs intolérables dans la région lombaire, surtout au moment des règles.

Règles plus abondantes et douloureuses. La malade a le teint terreux, porte la tête fléchie ; les yeux sont cernés, les muqueuses décolorées. La marche est pénible. Les crampes d'estomac et la diarrhée ont augmenté.

Elle est soignée par « le charbon de Belloc, les bains de siège très chauds, et des applications d'eau de Salies sur le bas ventre » par un médecin qui, n'ayant pas pratiqué le toucher, se croyait, vu l'âge de la malade (44 ans), en présence de troubles de la ménopause.

L'état s'aggravant, la malade consulte de nouveau un spécialiste qui porte le diagnostic de fibrome de l'utérus comprimant les deux uretères et l'intestin et pouvant occasionner rapidement des crises d'urémie mortelles.

L'intervention chirurgicale est pratiquée par le Dr Segond, qui extrait par la voie vaginale, en le morcelant en onze morceaux, le fibrome, qui ne présentait pas d'adhérences.

La convalescence fut rapide et les règles revinrent normalement deux mois après l'opération. Les troubles gastro-intestinaux disparurent sans autre traitement que l'opération, et la malade engraissa de dix kilos.

Il y a actuellement six ans que Mme X... est entièrement guérie. Le fibrome, qui s'était développé pendant neuf ans, n'avait pas provoqué d'hémorragies, et, en dehors des douleurs, la fin s'était surtout manifestée par des troubles gastriques.

OBSERVATION (personnelle). — Troubles gastriques par fibrome. — Hystérectomie. — Guérison.

Mme R..., 43 ans.

Bien réglée étant vierge ; pas de pertes blanches ; pas de troubles gastriques.

Un enfant en 1885 : couche normale.

En 1900, troubles gastriques, pesanteur après le repas, renvois acides, pyrosis, somnolence et bouffées de chaleur après le repas. Règles normales.

En 1902, les troubles gastriques ont été en augmentant, accompagnés de constipation.

En 1903, la malade réduit son alimentation par suite de la gêne qui suit le repas. Son facies est pâle, les yeux cernés, les muqueuses décolorées ; elle ressent des douleurs lombaires ; les règles sont devenues douloureuses. Vers la fin de la même année, les règles, toujours douloureuses, sont devenues plus abondantes, le teint est terreux, la malade maigrit de plus en plus et ne s'alimente pour ainsi dire plus. Elle a quelques pertes intermenstruelles et va consulter. Le diagnostic de fibrome est porté. La malade est opérée par le docteur TUFFIER. Convalescence normale. Les règles sont revenues normales quoique moins abondantes un mois et demi après l'opération ; les troubles gastro-intestinaux ont disparu totalement depuis l'opération (1904).

La malade est revenue à son poids primitif.

Dans certains cas enfin, le retentissement de l'affection utérine sur le tube digestif met en cause un autre mécanisme indirect. C'est par la compression des uretères qu'elle agit. Ces troubles s'observent principalement dans les cas de cancers.

Le cancer utérin peut agir sur l'estomac indirectement par voie intestinale, soit qu'il engaîne littéralement le rectum, soit qu'il se propage à l'intestin, produisant cet état de rétention des matières fécales, qui entraîne des troubles dyspeptiques par le mécanisme décrit au paragraphe précédent, ou cet état de coprémie sur lequel BARNS a tant insisté. Mais il peut aussi agir d'une autre façon, indirecte : soit par sa propagation aux uretères, soit par leur compression, entraînant l'anurie urémique ; la malade présente alors les symptômes de l'urémie gastro-intestinale.

La langue est blanche, limoneuse au centre et rouge sur les bords ; l'haleine est fétide, ammoniacale.

A l'anorexie, aux nausées, succèdent rapidement les vomissements ; ceux-ci, d'alimentaires, deviennent bientôt muqueux et bilieux ; ils se produisent sans effort ; d'abord après chaque repas, puis entre les repas ; ils atteignent parfois une extrême abondance (plusieurs litres en 24 heures). Ils sont presque incoercibles, leur réaction est alcaline, on y constate la présence de carbonate d'ammoniaque et d'urée en forte proportion (jusqu'à 3 et 6 gr. par jour). Une dyspnée intense accompagne cet état urémique, dont le pronostic est fatal.

Cette propagation et les symptômes urémiques sont malheureusement trop fréquents pour qu'il soit besoin d'en rapporter ici des observations.

3° Par action rétractive

Adhérences. — Ptoses

Dans les troubles gastriques par action directe rétractive, les phénomènes sont généralement des phénomènes de dilatation gastrique avec tous ses symptômes.

L'appétit fait défaut; ou s'il existe il est satisfait dès le début du repas; aussitôt après l'ingestion des premières bouchées, la malade ressent une sensation de gêne et de plénitude. La langue est saburrale, la digestion est lente, difficile. Aussitôt après le repas, les malades accusent une sensation de lourdeur pénible, accompagnée d'un malaise général, d'étouffements, de troubles cardiaques même. Cet état persiste jusqu'au passage tardif des aliments dans l'intestin, ou jusqu'à la libération de l'estomac par un vomissement; mais cette dernière solution n'est pas la règle.

A la palpation, l'estomac est douloureux, il clapote même le matin à jeun en dehors des limites habituelles.

Ces phénomènes sont dus à des adhérences, à des

brides, suite de processus inflammatoires dont les organes génitaux ont été le siège.

Par suite d'inflammation des organes génitaux, l'épiploon a été l'objet de poussées de pelvipéritonite et d'épiploïte entraînant son adhérence au péritoine qui recouvre les organes génitaux du petit bassin, et également à la paroi postérieure de la symphyse.

Par suite de ces adhérences et du processus rétractif du grand épiploon, résultant de l'épiploïte chronique, celui-ci exerce une traction sur la grande courbure de l'estomac, traction qui entraîne de la gastroptose ; elle abaisse la grande courbure et la première portion mobile du duodénum qui descend avec l'estomac pendant que la deuxième portion reste fixe. Entre ces deux portions du duodénum se produit une coudure qui, opposant un obstacle à la libre évacuation du contenu stomacal, entraîne la dilatation de l'estomac et ses conséquences, comme dans l'observation ci-dessous (1).

OBSERVATION (résumée). — **Dilatation gastrique par adhérence.**

Au mois de février 1895, Mme F... (Caroline), jeune femme de 23 ans, vient consulter pour des troubles gastriques.

(1) Paul DELBET, Observation publiée dans les *Archives générales de médecine et de chirurgie* (février 1898).

Rien de notable dans les antécédents héréditaires.

Mariée à 20 ans, pas de fausses couches, a mené deux grossesses à terme. Le dernier accouchement remonte à janvier 1894.

Un mois après l'accouchement, la malade éprouve des douleurs localisées à la partie inférieure gauche du ventre, douleurs profondes, contusives, continues, mais s'exagérant sous l'influence de la marche et de la station debout. Elles sont limitées, sans irradiation aux lombes et aux jambes. A la même époque, pertes blanches, puis, un peu plus tard, troubles gastriques. Digestion longue, pénible, flatulence, bien que la malade puisse manger toutes sortes d'aliments. Peu à peu les troubles digestifs augmentant, la malade commence à se rationner spontanément et finit par ne prendre que du lait et des œufs.

Un médecin consulté à cette époque soigne l'écoulement, mais malgré le traitement, qui dure cinq mois, les troubles gastriques augmentent et pendant les derniers mois la malade vomit chaque jour ce qu'elle prend, sauf un peu de soupe et un peu de lait.

Au moment où elle va consulter M. Delbet, celui-ci constate un peu d'écoulement leucorrhéique avec légère augmentation de volume du col, mais surtout une déviation de l'utérus, dont le corps remplit le cul-de-sac latéral droit.

Dans le cul-de-sac latéral gauche, le doigt arrive sur une tumeur volumineuse qui remplit la moitié gauche de l'excavation, tumeur arrondie, incomplètement tendue et se laissant soulever par le doigt vaginal.

Exploration bimanuelle. — La tumeur, du volume de deux poings, remplit la plus grande partie du petit bassin.

Elle est collée contre l'utérus ; cependant le doigt vaginal pénètre dans un sillon qui sépare ainsi tumeur et utérus. Il n'y a pas de ptose, mais le facies est pâle, les traits sont tirés, la malade amaigrie.

Etant donnés les écoulements leucorrhéiques antérieurs, le développement de l'affection peu de temps après des couches faites en ville dans des conditions d'asepsie douteuses...

M. Delbet porte le diagnostic de salpingite suppurée gauche volumineuse consécutive à une endométrite puerpérale.

Après un repos de quelques semaines au lit, il pratique la laparotomie.

Le péritoine pariétal incisé, on tombe sur une surface lisse, blanc rosé, occupant tout le champ opératoire jusqu'au pubis ; c'est l'estomac dilaté dont la grande courbure vient effleurer le pubis. Du bord inférieur de l'estomac part une série de brides tendues, adhérentes à la paroi antérieure de l'excavation pelvienne ; ces adhérences cèdent assez facilement. La main, engagée dans le petit bassin, tombe sur une masse mollasse, pâteuse, adhérente, qui est énucléée et qui était l'épiploon ramassé dans le petit bassin — l'ovaire était légèrement augmenté de volume, avec un petit abcès dans sa paroi intérieure, et une trompe simplement congestionnée et épaissie ; ils sont énucléés.

La guérison survient sans incident.

Les adhérences épiploïques, aussi considérables que celles relatées dans l'observation de P. Delbet, peuvent être considérées comme efficaces, surtout pendant la période aiguë mais souvent, dans ce cas, étant donnés les retentissements que nous étudierons plus loin, des affections utérines sur l'estomac, le point de départ est difficile à faire entre l'infection génitale et une infection omento-gastrique.

A la suite de poussées inflammatoires dans le petit bassin, on peut observer la participation phlegmasique de l'épiploon. Ce fait, actuellement bien connu, est généralement admis par les chirurgiens dans le cas des inflammations appendiculaires, depuis que M. WALTHER s'est attaché à élucider la cause et les effets des épiploïtes d'origine appendiculaire (1). On sait que, consécutivement à l'ablation de l'appendice enflammé, on peut observer deux formes d'épiploïte : tantôt des poussées, aiguës ou subaiguës d'épiploïte, simulant absolument une poussée d'appendicite aiguë (et dont j'ai eu personnellement l'occasion d'observer trois cas) ; tantôt l'épiploïte chronique pouvant provoquer divers troubles, douleurs, troubles gastro-intestinaux, tenant à la coudure des deux angles coliques ; ou tenant au déplacement de l'estomac. M. WALTHER a rapporté deux cas dans lesquels la grande courbure de l'estomac était maintenue contre le cœcum par la rétraction de l'épiploon. Ces mêmes modifications, ces remaniements topographiques et les troubles fonctionnels qui en résultent, se retrouvent à la suite d'affections annexielles ou péri-annexielles, du même type qu'après les inflammations appendiculaires.

Deux cas peuvent se produire : tantôt l'épiploon enflammé, fortement adhérent aux annexes malades, forme une sorte de capuchon protecteur au-dessus

(1) Soc. de chirurgie, 1905.

du petit bassin. Il est fréquent, alors, lorsqu'on intervient dans une salpingite mal refroidie, d'avoir le
champ opératoire encombré par des paquets d'épiploon qu'on ne peut refouler dans l'abdomen sous
les compresses protectrices, et qu'on est obligé, pour
pouvoir aborder la trompe malade, de sectionner
d'abord entre deux ligatures. L'augmentation de la
surface d'adhérence salpingo-épiploïque au cours
des poussées successives d'annexite, et la rétraction
cicatricielle de l'épiploon à la période de refroidissement contribuent à raccourcir la longueur de
l'épiploon. L'attache inférieure (pelvienne) étant
fixe, le raccourcissement de l'épiploon ne peut s'ef-
fectuer que par abaissement de son attache supérieure (gastrique). Ce qui entraîne des modifications
dans la situation, la forme, l'orientation et la capa-
cité de l'estomac.

D'autres fois, deuxième éventualité, on ne trouve
pas d'adhérence entre l'épiploon et le foyer annexiel.
On ne trouve pas non plus d'adhérence entre l'épiploon et la paroi pelvienne. Mais si on recherche
l'épiploon, on constate qu'il est bosselé, dur, épaissi,
diminué dans sa longueur, fortement vascularisé.
Outre les lésions granitées, dépolies d'épiploïte, on
constate sur toute sa hauteur et jusqu'à son inser-
tion supérieure des brides fibreuses de rétraction.
Ces brides déforment, diminuent l'estomac, et le
coudent dans certains cas.

Ces lésions de l'épiploon et leur conséquence gastrique sont persistantes ; on les observe longtemps après le refroidissement patiemment conduit des salpingites, on les observe même des mois après l'ablation des annexes malades.

OBSERVATION (personnelle). — **Troubles gastriques et salpingite, améliorés par le traitement utérin.**

Mme G..., 27 ans.

Aucune douleur abdominale ou gastrique étant vierge, pas de pertes blanches, réglée à 19 ans, règles irrégulières, mais non douloureuses ; fausse couche de 3 mois 1/2 le 21 mars 1905 ; fut très malade et soignée à l'hôpital Boucicaut dans le service du docteur DOLÉRIS ; elle présentait à cette époque une salpingite gauche ; depuis, pertes blanches, règles plus abondantes et douloureuses, douleurs abdominales pendant la durée des règles (10 jours) et pendant les 7 à 8 jours qui précèdent.

En janvier 1906 débutent les douleurs gastriques, crampes, coliques au niveau du creux épigastrique, suivies parfois de vomissements ; ces douleurs surviennent environ 10 minutes après le repas, même après le petit déjeuner du matin (vomissements aqueux et bilieux, amers, mais jamais alimentaires) suivis de soulagement. Ces vomissements se produisent tous les jours, mais pas après tous les repas, sauf certains jours.

Pendant les règles et pendant les 8 jours qui précèdent, la malade se sent plus faible et les douleurs gastriques augmentent d'intensité. Ces douleurs existent également souvent après midi, trois heures environ après le repas, mais les douleurs sont plus fortes à jeun.

Pas de constipation, rien dans les urines.

Toucher : salpingite des deux côtés, surtout à gauche, où elle est du volume d'un petit œuf. Toucher très douloureux.

La malade est traitée par le repos au lit, les injections et la glace (juin 1908). Après huit jours de traitement utérin la malade ne vomit plus.

Le 15 juin, les douleurs gastriques ont disparu, l'appétit a une tendance à s'accroître. Le toucher n'est plus guère douloureux.

La malade est toujours en traitement.

Cependant, d'une façon relativement fréquente, par suite des déplacements imprimés à l'intestin et à l'épiploon par les mouvements, ou la marche, l'épiploon dans la forme chronique des affections génitales se libère des adhérences, ou ne tient plus que par quelques tractus très légers.

Dans ce cas, il ne peut y avoir de vomissements par action directe; mais on peut se trouver en présence d'un estomac qui, dilaté par les adhérences primitives, n'est pas entièrement revenu à sa forme première et a conservé un certain degré de dilatation, pouvant, comme toutes les dilatations d'origine gastrique primitive, entraîner les ptoses et leurs conséquences, mais justiciable exclusivement du traitement gastrique.

Les ptoses, du reste, quoique cela soit fréquent, ne

sont pas toujours à point de départ gastrique; souvent il faut en rechercher l'origine dans l'affection génitale.

Ces ptoses génitales n'ont pas été sans soulever autrefois de violentes polémiques notamment vers 1860, époque où Hugnier, reprenant les idées émises par Job Ab Moekren, au xviie siècle, disait : « On ne trouve dans presque aucun ouvrage la preuve irrécusable, séméiotique et anatomo-pathologique de la chute de l'utérus. » Depaul, à l'Académie, s'éleva contre cette façon de voir.

A l'heure actuelle, le prolapsus utérin, c'est-à-dire la chute de haut en bas de l'utérus, avec ou sans allongement du col, est admise. Mais il y a lieu d'établir une distinction entre les différentes causes qui déterminent le prolapsus.

A l'origine des uns, on trouve une grave inflammation des organes du bassin; inflammation ayant créé des adhérences durables, ou modifié la tonicité musculaire des différents appareils ligamenteux par atrophie ou rétraction.

D'autres viennent à la suite de traumatismes brusques opératoires, principalement après l'accouchement, dans quelques cas de version, de forceps; certains peuvent, également, provenir de traumatismes lents : déchirure du col et lacération du vagin; sans qu'il y ait déchirure du périnée au sens propre du mot, il y a de tels traumatismes sous-cutanés que la solidité du plancher périnéal s'en trouve fortement compromise. On peut également rencontrer le prolapsus chez des nullipares ou des vierges : il y a dans ce cas une véritable hernie de force.

Trélat assimilait, du reste, les prolapsus génitaux aux hernies de force.

L'observation de Puech à ce sujet est typique : « Une jeune fille de vingt ans, vierge, faisant un « effort pour soulever un fardeau, ressent une dou- « leur vive dans le bas-ventre, et l'utérus se présente « à la vulve à travers l'hymen distendu. »

Mais dans ce cas on se trouve en présence d'une prédisposition congénitale.

Souvent aussi, sans qu'on puisse invoquer le traumatisme opératoire, on voit se produire le prolapsus chez certaines femmes accouchées ; à la suite des modifications qui accompagnent l'involution puerpérale, sans qu'on soit absolument fixé sur leur mécanisme. Plusieurs auteurs attribuent dans ce dernier cas une grande importance à la résorption des masses de tissu adipeux capitonnant la partie pelvienne.

Egalement chez certaines accouchées : soit qu'elles se lèvent trop tôt, soit qu'elles aient de mauvais tissus, les ligaments de l'utérus, largement distendus pendant la grossesse, ne reprennent pas leur tonicité primitive et le prolapsus se produit.

Enfin, dans certains cas d'utérus fibromateux,

l'utérus augmentant de poids ; et, aussi, au moment de la ménopause, les moyens de fixité s'atrophiant, on voit se produire des prolapsus.

Les moyens de fixité de l'utérus sont de deux sortes :

Les moyens de suspension, qui comprennent les ligaments, l'aponévrose sacro-recto-génitale et le releveur de l'anus et les moyens de contention que constitue le périnée.

Que l'un de ces points d'appui vienne à manquer, l'autre ne pourra pas toujours assumer seul la charge ; à plus forte raison s'ils manquent tous deux verra-t-on se produire la ptose utérine.

L'utérus, les annexes utérines, le plancher pelvien avec le rectum et la vessie s'abaisseront en même temps que le vagin, l'intestin viendra combler l'espace vide et entraînera la dilatation de l'estomac, comme dans l'observation suivante.

OBSERVATION (personnelle). — Troubles gastriques par ptose d'origine utérine. Opération. Guérison.

Mme W..., 3o ans, marchande des quatre saisons. Réglée à 12 ans régulièrement.

Pas de pertes blanches étant vierge ; pas de troubles gastriques. Mariée à 23 ans ; à 25 ans une grossesse normale, mais accouchement prématuré à 8 mois 1/2 ; présentation du siège ; enfant mort.

Quelques pertes blanches après l'accouchement, plus abondantes au moment des règles, un peu de pesanteur rectale ; néanmoins la malade n'est pas gênée pour exercer son métier. A 29 ans, deuxième grossesse normale, accouchement à terme ; mais présentation vicieuse ; version par manœuvres internes.

La malade se lève cinq jours après son accouchement, à la suite d'un différend avec la sage-femme chez qui elle avait accouché, et reprend son métier quatre jours après. Métier fatigant (elle pousse une petite voiture pendant toute la matinée et une partie de l'après-midi). Huit jours après avoir recommencé son travail la sensation de pesanteur du bas-ventre va en augmentant, elle a des envies fréquentes d'aller à la selle non suivies d'effet. Trois jours après (20 jours après l'accouchement), en faisant un effort de défécation, elle ressent une douleur assez vive dans le bas ventre et a la sensation que « quelque chose remplit son vagin, comme si elle accouchait ».

Elle se rend compte, en effet, qu'une masse qu'elle peu repousser avec le doigt arrive à la vulve, mais sans la dépasser. Elle ne va pas consulter un médecin, mais avec deux serviettes, dont l'une couverte d'ouate, se garnit ainsi qu'à l'époque de ses règles.

Cependant au bout d'une huitaine de jours elle a tout à fait perdu l'appétit, à peine a-t-elle mangé deux à trois cuillerées de soupe qu'elle sent une gêne au niveau de l'estomac ; si elle se force à manger, elle a une sensation de pesanteur, de fatigue durant quatre à cinq heures, après le repas. Par contre, elle ressent une soif assez vive ; la langue est saburrale.

Elle se rend alors à la consultation. A l'examen on trouve un prolapsus presque du troisième degré, le col franchit la vulve, il est légèrement ulcéré. La palpation de l'estomac est douloureuse, il clapote à deux doigts au-dessous de l'ombilic.

La malade fut opérée, mais ne subit pas de traitement gastrique.

Revue six mois après : elle avait repris son métier, ne ressentant plus aucune gêne, ni abdominale, ni gastrique. L'appétit était excellent, les fonctions digestives parfaites.

OBSERVATION (personnelle). — Troubles gastriques consécutifs à une ptose viscérale.

Mme M..., 36 ans.

Ressentait des douleurs sacrées, une pesanteur périnéale, avait des mictions fréquentes. En outre, la malade se plaignait de troubles digestifs, pesanteurs après le repas, renvois acides.

Opérée d'une rétroversion en 1907, les troubles digestifs seuls persistent après l'opération.

Comme cette malade présentait de l'atrésie du col, on pratique la dilatation. Pendant que ce traitement est appliqué, les troubles digestifs disparaissent, mais quelque temps après la cessation du traitement, ils reprirent malgré la perméabilité du col.

La malade présentait une légère ptose viscérale ; il lui est ordonné le port d'une ceinture.

Ce traitement semble avoir entraîné la disparition définitive des troubles gastriques, mais son application trop récente ne permet pas d'en tirer une conclusion.

II. — **PAR INFECTION DIRECTE**

Si, comme nous venons de le voir, certaines affections des organes génitaux peuvent provoquer des troubles gastriques de dilatation à la suite d'adhérences ou de ptoses, il en est qui peuvent agir sur l'estomac par infection, soit par l'intermédiaire du péritoine, soit par phénomènes infectieux généraux. Dans certains cas de salpingite, de métrite, de périmétrite, il existe une infection péritonéale plus ou moins aiguë, à phénomènes plus ou moins violents.

Et nous voyons des troubles se manifester par un état général bien connu, mais toujours accompagné d'un état gastrique défectueux : langue saburrale, dyspepsie, anorexie, nausées, vomissements. Lorsque l'état infectieux est plus grave, plus généralisé, dans les péritonites aiguës généralisées, dans certaines infections puerpérales, nous trouvons ces phénomènes, mais plus accentués et continuant jusqu'à la mort.

Par quel mécanisme, dans ces cas, les troubles utérins peuvent-ils réagir sur le tube digestif et provoquer le vomissement ?

Mais voyons d'abord quels sont les moyens d'innervation de l'estomac. SOUPAULT écrivait à ce sujet : « On connaît mal, au point de vue anatomique « et physiologique, les terminaisons nerveuses dans « l'estomac. On sait que, venues du *pneumogastrique* « et du *grand sympathique* anastomosés entre eux

« pour former le plexus solaire, les fibres nerveuses
« pénètrent dans les tuniques de l'estomac en suivant
« les vaisseaux dont elles partagent d'abord la distri-
« bution, puis elles forment entre la couche de fibres
« circulaires et la couche de fibres longitudinales un
« premier plexus (plexus d'AUERBACH) et entre la
« couche musculeuse et la couche sous-muqueuse le
« plexus de MEISSNER. Ces deux plexus à mailles
« étroites sont semés de ganglions microscopiques
« nombreux.

« Le nerf pneumogastrique est un nerf moteur, le
« nerf grand sympathique est un nerf modérateur
« L'irritation du pneumogastrique augmente le mou-
« vement de l'estomac, sa destruction la diminue.
(BICHAT, GMELIN, CL. BERNARD, etc.)

« L'excitation du grand splanchnique paralyse les
« tuniques musculaires. »

Des recherches récentes de BATELLI permettent de
penser que les fibres motrices de l'estomac emprun-
tent seulement leur trajet au pneumogastrique, mais
proviennent en réalité du spinal.

Pour OPENCHOWSKI un centre dilatateur de la paroi
stomacale se trouve vers la cinquième vertèbre dorsale, celui du cardia à la hauteur de la dixième. Le
pneumogastrique présiderait aussi à la sécrétion.
ROMBERG et PETER ont émis l'idée que l'hyperchlorhydrie est due à une névralgie du pneumogastrique.

Une série d'expériences récentes du professeur
SCHUPFER viendrait à l'appui de cette théorie.

Ayant lié plusieurs fois chez des chiens les racines spinales antérieures et postérieures entre la ive et la viiie dorsales ou entre la ve et la ixe, des deux côtés à la fois, il constata une augmentation de l'acidité gastrique due à HCl combiné. Rien pour l'acide lactique, le labferment, la pepsine ou la motilité gastrique. Mais vers le pylore des points nécrosés qu'il attribue à une lésion des fibres du grand splanchnique, lesquelles joueraient un rôle dans les phénomènes trophiques et sécrétoires de l'estomac.

A la suite d'une série de recherches chez des malades atteints de lésions de la moëlle à des hauteurs diverses, il a trouvé que le chimisme n'était altéré que lorque la lésion siégeait entre la viiie et la ixe dorsale. Il pense que peut-être, lorsqu'il y a une lésion des cellules ou des rami communicantes correspondant au grand splanchnique il y a altération du chimisme et de la motilité.

Différents auteurs ont constaté la sclérose de noyaux d'origine du pneumogastrique et du spinal, dans des cas de tabès au cours desquels les crises gastriques s'étaient montrées particulièrement nombreuses.

Magendie a enseigné qu'en remplaçant l'estomac par une vessie on n'empêchait pas le vomissement: tandis que la section des muscles abdominaux le rendait impossible. Il faisait également jouer un rôle important à la respiration dans le mécanisme du vomissement.

Il déniait même toute utilité au cardia et au pylore.

MM. Morel et Nepper viennent, tout récemment, de faire des recherches sur l'utilité de la sangle abdominale dans le vomissement et ne lui reconnaissent pas une utilité aussi considérable que l'avait fait Magendie.

« Sur trois chiens, les vomissements ayant été provoqués en 40 secondes à 2 minutes par l'injection veineuse de 1 centigramme d'apomorphine, on pratique la résection bilatérale des nerfs abdominaux-génitaux, incision longitudinale parallèle à la colonne vertébrale à environ 6 centimètres en dehors ; section des nerfs abdominaux-génitaux à leur sortie de la masse lombaire. Après guérison complète (quinze jours), les animaux ayant été soumis à diverses études graphiques sur la mécanique respiratoire, on renouvelle l'essai de l'apomorphine : l'effet vomitif se maintient, mais beaucoup plus tardif, à la suite d'un travail moteur complexe : il ne commence que 4 à 9 minutes après l'injection. D'autre part, pendant le vomissement, la paroi abdominale, au lieu d'être rétractée, comme à la suite de la section des phréniques, reste flasque et est projetée en dehors et sur les côtés, et donne à l'abdomen une forme globuleuse caractéristique.

« Sur l'un des trois animaux guéris de la résection des nerfs abdominaux-génitaux, on sectionna les nerfs moteurs des grands droits à leur entrée dans la gaîne et l'essai de l'apomorphine reproduisit les troubles indiqués plus haut, mais beaucoup plus accentués : c'est dans les deux cas l'abaissement soutenu du diaphragme qui produit la projection en dehors des parois abdominales paralysées. »

Tous ces actes, en tous cas, supposent l'existence d'un centre bulbo-protubérantiel qui serait très voisin du centre respiratoire dans la moëlle allongée.

Les vomissements pourront donc être réflexes, toxiques, ou d'origine centrale.

Voyons maintenant comment peut se développer la péritonite d'origine utéro-ovarienne.

Elle peut se produire par propagation ou rupture d'une poche purulente de salpingite.

Elle peut se produire par perforation utérine en ensemençant dans le péritoine des microbes qui étaient contenus dans l'utérus malade, comme dans l'observation que je rapporte plus loin. Considérons, par exemple, le cas de péritonite puerpérale par le streptocoque pyogène.

On sait, et Doederlein notamment l'a démontré, que si les lochies des femmes en bonne santé ne contiennent pas de micro-organismes, celles par contre des femmes fébricitantes contiennent du streptocoque.

De la cavité utérine, celui-ci peut gagner le péritoine, soit par la muqueuse et la trompe, soit par la voie lymphatique. Siredey, au cours de ses recherches, a conclu, d'après l'anatomie pathologique, que la péritonite puerpérale était toujours consécutive à une lymphangite et il la baptisa même du nom de *Lymphopéritonite*. WIDAL a trouvé le streptrocoque pyogène onze fois sur douze dans les lymphatiques utérins, qui sont la voie habituelle de pénétration. Cependant, deux de ses observations permettent de croire que, dans certains cas, le streptocoque peut traverser l'orifice utérin de la trompe, et par ce canal et son pavillon gagner le péritoine.

Aussitôt dans la cavité, les microbes pullulent, modifiant considérablement l'aspect de la séreuse qui, au bout de 20 ou 24 heures, présente déjà une hyperhémie considérable disséminée par plaques.

Nous avons vu l'innervation gastrique, et le mécanisme de propagation de la phlegmasie au péritoine, il est facile de voir que deux mécanismes pourront être mis en cause pour provoquer le vomissement.

D'abord les toxines qui, par leur action directe sur le centre du vomissement, peuvent provoquer le vomissement toxique ; comme par leur action sur le centre respiratoire, elles produisent la dyspnée.

C'est le même mode d'action que pour les vomissements produits par les injections sous-cutanées d'apomorphine.

Le vomissement peut également être produit par un autre mécanisme.

Le processus inflammatoire péri-utérin peut amener une irritation du plexus solaire et, par l'action du sympathique, agissant comme nerf centripète, provoquer le réflexe du vomissement.

La caractéristique de ces vomissements est de se produire sans nausée.

III. — PAR PHÉNOMÈNES RÉFLEXES

Mais on ne peut toujours invoquer l'infection ; il faut également admettre que l'affection gastrique peut être produite par une excitation nerveuse sans infection.

Nous en avons un exemple frappant dans les dilatations aiguës de l'estomac, dilatations post-opératoires.

Dans quelques cas, c'est certain, il peut s'agir d'une infection locale ou d'une péritonite.

Mais le plus souvent ce n'est pas ce mécanisme qu'on peut invoquer.

Il s'agit généralement de malades nerveuses prédisposées aux ptoses. Elles n'ont pas vomi pendant les heures qui ont suivi l'opération, puis au bout de 48 heures, quelquefois plutôt, leurs traits s'altèrent, le pouls est petit et rapide (120-140) sans que la température s'élève d'une façon correspondante. La malade présente l'aspect que l'on a décrit sous le nom de facies péritonéal. Puis, après avoir eu ou non le hoquet, la malade est prise de vomissements noirâtres, constitués par du sang digéré ; vomissements qui se répètent et dont l'un souvent entraîne la mort. Quelquefois même, comme dans un cas rapporté par Naumann, l'estomac se rompt.

A l'autopsie on trouve un estomac flasque, dilaté parfois jusqu'au pubis et contenant du sang digéré.

Ces dilatations aiguës on fait l'objet de différentes études et communications, notamment de la part de MM. Reynier et Legueu au Congrès de chirurgie (1903) et à la Société de chirurgie (octobre-novembre-décembre 1905).

Il ressort nettement de l'expérimentation et de l'observation clinique, ainsi que l'a dit M. Legueu, que la pathogénie de cette complication susceptible d'entraîner la mort « relève d'une influence exclusivement nerveuse, d'une excitation du plexus solaire et des splanchniques et dans laquelle, en tous cas, l'infection ne joue aucun rôle »...

On trouve, en effet, cette complication non seulement dans les laparotomies, mais dans les opérations les plus diverses, à la suite de néphrectomies, par exemple, comme dans un des cas rapportés par M. Legueu.

Nous retrouvons du reste l'influence des réflexes du plexus solaire dans toutes les cavités musculaires : cœur, vessie, intestin.

Si je me suis un peu éloigné de mon sujet, c'était afin de bien montrer quelle était la puissance des réflexes de la riche innervation abdominale sur l'estomac.

Cette question est en effet liée d'une façon intime à la question de retentissement gastrique des affections utérines.

De même que l'on a décrit une toux utérine, il existe une nausée utérine.

Quel est le gynécologue auquel il n'est point arrivé, au cours d'une dilatation du col utérin, de provoquer un vomissement ou même une syncope chez sa malade?

Les interventions simples, comme le curettage utérin, comme la dilatation du col, comme la stomatoplastie, peuvent avoir un retentissement net sur le fonctionnement gastrique. Les troubles que ces petites interventions déterminent sont fonction du terrain plus ou moins prédisposé, de la susceptibilité de l'estomac, etc...

Ils peuvent être minimes (état nauséeux), ou plus marqués (vomissements); ils peuvent aller jusqu'à la syncope. Ils sont, avant tout, déterminés par la mise en jeu de l'excitation du sympathique par les manœuvres opératoires. La zone cervicale et péricervicale peut-être le point de départ de réflexes qu'on peut déterminer cliniquement (cautérisation ignée dans le cancer du col utérin), ou expérimentalement. De simples excitations douloureuses, des excitations inflammatoires, des traumatismes chirurgicaux, sont l'occasion des réflexes aboutissant au vomissement ; avec comme voie réflexe : le plexus hypogastrique (voie centripète), la région bulbaire (centre de réflexion), le pneumogastrique, ou, pour quelques-uns,le spinal (voie centrifuge).

Ces actions viscérales sont mises en évidence par les faits expérimentaux de Pawlow, de Tubini, etc... De même que leurs voies sont prouvées par les physiologistes (sections expérimentales du bulbe).

A. Boursier (dans le *Journal de médecine de Bordeaux*, 1892) cite, au cours d'une observation, le cas d'une malade atteinte de métrite parenchymateuse avec dilatation de l'estomac : «... Le 3 mars, même état, la malade nous avoue qu'elle est obligée de ne pas déjeuner avant de venir à la clinique, autrement le passage des pansements utérins provoque chaque fois des vomissements... »

Observation (personnelle). — **Nausée à la dilatation du col.**

Mme S..., 23 ans. Tempérament nerveux. Dilatation du col par laminaire, avant le curettage.

L'introduction de la laminaire de 2^{mm} de diamètre est très douloureuse et provoque un spasme. On n'y arrive que difficilement. Au moment où l'on franchit l'orifice interne, la malade est prise de nausées violentes, mais n'allant pas jusqu'au vomissement.

L'effet ayant été le même lors de la mise en place de la

seconde laminaire, on a recours à la solution de cocaïne avant l'introduction. La laminaire est entrée sans effort, mais, au moment où elle franchit l'orifice interne, les nausées se produisent de nouveau.

IV. — PAR DÉSÉQUILIBRE NERVEUX

Les neurasthéniques gastro-utérines.

Il faudrait plutôt ranger peut-être les neurasthéniques gastro-utérines dans la classe des malades mixtes dont je parle plus loin.

Chez 66 malades observées par M. CHÉRON (1), vierges ou mariées, ayant eu ou non des enfants et présentant, en dehors de toute affection inflammatoire de l'utérus, les signes du relâchement des ligaments larges (sensation de pesanteur dans le bassin avec tiraillement dans les aines ; douleurs en ceinture s'irradiant vers la région lombaire ; fatigue pendant la marche et la station debout), cet auteur a constaté en même temps une dilatation de l'estomac. Il ne s'agit pas là d'une simple coïncidence ; dans tous les cas, il a trouvé des symptômes de neurasthénie et dans les deux tiers une hérédité névropathique. Ces malades, en outre, présentaient toutes de l'hypotension artérielle, critérium de l'épuisement nerveux.

(1) CHÉRON, Congrès pour l'avancement des sciences, Besançon, 1893.

Tantôt, résulte-t-il de ses recherches, la dilatation de l'estomac apparaît la première, tantôt, au contraire, c'est le relâchement des ligaments larges.

L'affaiblissement des fibres lisses de l'estomac coïncide aussi parfois avec l'affaiblissement des fibres lisses des ligaments larges; ce n'est que plus tard qu'il y a également affaiblissement des fibres lisses intestinales.

L'amyosthénie est tardive, l'hypotension artérielle est précoce.

Tous ces cas peuvent être améliorés ou guéris par le traitement général de la neurasthénie. Parfois il faut y joindre le traitement gastrique par les amers et le régime; et le traitement utérin par le massage et les intermittences du courant continu.

C'est là une forme assez fréquente de neurasthénie, forme à laquelle M. CHÉRON a donné le nom de neurasthénie utéro-gastrique.

La plupart des femmes neurasthéniques ressentent des troubles plus ou moins imaginaires, et sous la domination de leur état névropathique général, sans que l'on puisse bien nettement déterminer quel a été l'organe cause de l'apparition de la névrose. Néanmoins, souvent la névropathie était latente; la femme qui, suivant l'heureuse expression de SIREDEY, « cherchait un clou pour accrocher son affection » présente quelqu'un de ces troubles utérins si fréquents chez la femme.

Parfois même elle n'a aucune lésion ; mais, à force d'entendre parler autour d'elle, par des parentes ou des amies, d'affections utérines, elle se croit atteinte aussi d'affection génitale et se rend chez divers médecins : n'ayant encore aucune affection. Mais, à la suite des nombreux examens qu'elle subit : toucher, spéculum, hystéromètre,etc..., il est bien rare que la malade ne finisse pas par être infectée ; elle devient alors une vraie génitale.

L'affection utérine, chez elle, plus que chez toute autre, aura une tendance à retentir sur le tube digestif ; elle analysera toutes ses sensations, elle se suggestionnera. Il est rare qu'il n'y ait pas dans l'entourage de la malade une parente ou une amie qui ait souffert de l'estomac. Immédiatement, la névropathe ressentira ces mêmes symptômes, beaucoup plus vivement encore, et en fera à son médecin un tableau impressionnant, exposé d'une façon aussi sombre que prolixe.

La dyspepsie des neurasthéniques est du reste bien connue ; purement nervo-motrice au début, elle peut se compliquer d'hyper ou hypochlorhydrie avec pesanteur, malaise général après le repas ; ballonnement, renvois gazeux, céphalée, poussées congestives à la face, crampes, pyrosis, la malade a même des vomissements plus ou moins répétés. Si l'on n'intervient pas à la fois en soignant l'affection utérine et l'état mental, le pronostic peut être grave.

Certaines malades, pour éviter la douleur, ou mal conseillées par le médecin qui leur a institué un régime déprimant, s'alimentent d'une façon insuffisante ; la dénutrition vient alors très vite ; l'élément nerveux domine de plus en plus et c'est un cercle vicieux qui peut aller jusqu'à la cachexie ; chez d'autres, l'affection névropathique va jusqu'à la clinomanie.

Le plus souvent cependant, le traitement gynécologique guérissant, la maladie utérine rend beaucoup plus facile le traitement mental.

Chez les femmes à hérédité nerveuse chargée, les troubles peuvent atteindre parfois des proportions de vésanie considérables, comme dans l'observation que je rapporte ici, et que je dois à l'obligeance de mon maître DOLÉRIS.

OBSERVATION (inédite). — **Un cas de pica menstruel**
(communiquée par M. le docteur DOLÉRIS).

Mme L..., 26 ans.

Père et mère très nerveux.

Réglée à 11 ans ; de 12 à 15 ans, chloro-anémie. Dès les premières règles, troubles vésaniques, pica ; la malade recherche les bouchons, le liège, le charbon, elle se cache dans la cave ou au cellier pour en manger à son aise en cachette.

Cette alimentation bizarre, qui se produit durant la période menstruelle, provoque des troubles gastro-intestinaux divers. Il faut surveiller la jeune fille de très près et au besoin l'enfermer pendant la durée des règles, qui est de quinze jours chez elle.

Pendant les premiers jours du flux, douleurs abdominales.

Cependant, petit à petit, par le traitement cette vésanie gastrique disparaît.

Mariée à 21 ans, ne présentant plus de troubles.

Devient aussitôt enceinte. Vomissements incoercibles (jusqu'à trente par jour les premiers temps). Soignée par le repos et l'isolement, mais quelques vomissements continuèrent jusqu'à l'accouchement, qui eut lieu prématurément à 8 mois 1/2. Enfant mort.

Depuis, la malade eut toujours un appétit capricieux, quelques troubles gastriques, de la constipation habituelle.

En 1905, deuxième grossesse, vomissements ayant duré pendant toute la grossesse, très fréquents, mais pas aussi nombreux que pendant la première. Enfant vivant, à terme.

Elle fut soignée quelque temps après pour métrite et métro-annexite.

Au mois d'avril 1908, règles normales. Vers la fin du mois quelques douleurs du côté droit dans le bas ventre.

Le 30 avril 1908 journée très impressionnante pour la malade. Elle va en visite chez sa sœur, que l'on croit atteinte d'appendicite. — On parle beaucoup de cette maladie au cours de la visite, elle apprend qu'une de ses amies est morte à la suite d'une opération pratiquée pour cette affection.

Le soir en rentrant chez elle Mme L... se plaint d'une douleur abdominale violente à droite et a un vomissement.

Les jours suivants la douleur persiste avec état nauséeux; le médecin appelé ne trouve pas d'appendicite, mais en parle. Cet état dure encore quelque temps, tantôt légèrement amélioré, tantôt aggravé.

Aménorrhée en mai.

En juin, consultation du Dr Doléris, qui trouve : utérus incliné à droite, où il semble retenu par d'anciennes adhérences très lâches; pas d'annexes volumineuses, ou du moins elles ne sont pas perceptibles.

Pas de douleurs dans la zone annexielle. Au contraire, très gros ovaire à gauche, douloureux et kystique ; rien au niveau de l'appendice. Un peu de douleur en recrudescence les jours qui précèdent les menstrues et les deux premiers jours du flux.

Il ne faudrait cependant pas croire que toutes les femmes qui présentent des troubles mentaux au moment de leurs règles soient des névropathes. R. Wise dit avoir vu des malades qui démentent absolument cette affirmation. Avec plusieurs autres observateurs il a remarqué que les troubles mentaux débutent ou s'aggravent presque toujours pendant la période prémenstruelle pour s'amender dès que le flux menstruel s'écoule normalement.

A son avis, la cause de cette aggravation serait due à une tension excessive dans les vaisseaux sanguins du cerveau (démontrée par la chirurgie crânienne et par des expériences sur les animaux). De plus il existerait, pendant la période prémenstruelle, un excès d'acide carbonique dans le sang, et, comme dans les empoisonnements par ce gaz, les vaisseaux sanguins sont extrêmement injectés.

Cette tension extrême des vaisseaux sanguins de l'écorce cérébrale, compliquée de phénomènes toxiques, déprimerait les centres cérébraux supérieurs, entraînant la perte du contrôle.

C'est peut-être là une hypothèse un peu risquée; quoique intéressante. Je n'ai pu, en tous cas, recueillir jusqu'à présent aucune observation sérieuse qui vienne la corroborer.

CHAPITRE III

Retentissement gastrique des troubles menstruels

LA PUBERTÉ. — LA MENSTRUATION. —
LA MÉNOPAUSE NATURELLE
OU CHIRURGICALE

Nous venons de voir comment les tumeurs et les affections des annexes peuvent, par des mécanismes divers, retentir sur l'économie, et particulièrement sur le tube digestif. Les métrites, et, en général, toutes les affections utérines entraînant des sécrétions abondantes (leucorrhée ou hémorragies profuses), indépendamment des phénomènes réflexes ou infectieux qu'elles peuvent engendrer et qui retentissent sur l'estomac, affaiblissent l'organisme tout entier; provoquant des modifications : à la fois dans la circulation locale des organes et du système nerveux. Celui-ci réagit à son tour sur les organes, en accentuant les troubles.

Mais l'utérus peut, sans être atteint d'affections chirurgicales, faire sentir son influence sur l'estomac.

C'est ainsi que les troubles qui se produisent d'une

façon momentanée du côté des organes génitaux, au moment des règles, ont leur répercussion sur la sécrétion gastrique, ou au moins sur les sensations gastriques. Chez certaines femmes même, le molimen cataménial normal trouble les fonctions digestives.

Et ce n'est pas là un point à dédaigner dans la pathologie féminine.

Pendant toute la vie génitale, en effet, c'est-à-dire durant une moyenne de 30 à 35 ans, les femmes sont soumises tous les mois à des crises périodiques et intermittentes. Ces crises furent successivement appelées règles, menstrues, ordinaires, époques, indisposition, et de nombreux noms encore que je n'énumérerai pas ici parce qu'ils sortent du domaine médical.

Ces phases de la vie génitale féminine, phases qui reviennent régulièrement tous les mois, ou, pour être classique, tous les 28 jours, sont caractérisées par des phénomènes généraux divers plus ou moins accentués suivant les sujets.

Chez quelques femmes, relativement peu nombreuses, ces phénomènes sont peu marqués ; chez d'autres, au contraire, ils acquièrent, à la fois par leur périodicité et leur intensité, une place prépondérante dans la vie de la femme. Quelquefois même ils sont pour elle une véritable suggestion.

La femme arrive très rapidement, quelques mois

après ses premières règles, à pressentir l'apparition du flux menstruel par les troubles qu'elle ressent pendant les quatre, cinq, quelquefois même huit jours qui précèdent les époques.

Ces troubles sont du reste éminemment variables avec les sujets. Chez les unes, c'est un sentiment de malaise indéfinissable, l'humeur devient inégale, la femme a une susceptibilité nerveuse plus grande, elle est impressionnable, sujette à la tristesse ; souvent elle ressent des frissons, des vertiges : nombreuses sont celles qui se plaignent de céphalée, de névralgies diverses, de rachialgie, de phénomènes analogues à ceux qui caractérisent le début de la grossesse. Chez quelques-unes même, légèrement entachées d'hystérie, la crise déclanche les manifestations de la névrose sous ses différentes formes, pouvant aller jusqu'à la paralysie au moins momentanée. Mais depuis les femmes dont l'économie est la moins touchée jusqu'à celles qui présentent les troubles les plus intenses, chez toutes le tube digestif est un des organes sur lequel retentissent le plus ces troubles périodiques.

L'appétit est sujet à des variations brusques, l'haleine est fétide, il y a de l'entéralgie, du météorisme abdominal, des borborygmes, des hoquets, du ténesme rectal (P. Dubois, Pajot). La constipation, souvent habituelle chez la femme, peut faire place subitement à de la diarrhée. Les digestions sont lentes, la femme se plaint de pesanteur après les repas, souvent même, le goût est vicié ; les troubles vont parfois jusqu'à la nausée, et même jusqu'aux vomissements alimentaires ou bilieux qui peuvent, chez certaines, accompagnés qu'ils sont souvent de douleurs abdominales, en imposer, par leur intensité, à l'observateur non prévenu, pour une crise appendiculaire.

Cet état général entraîne souvent le facies utérin que j'ai cherché à décrire au cours de ce travail. Les traits sont tirés, les paupières cerclées d'une teinte bleuâtre, le corps entier donne une impression de fatigue.

Il est compréhensible que, chez la femme, ces phénomènes généraux atteignent une intensité plus grande que chez les femelles des animaux, car c'est également chez elle que, du côté utérin, ces époques sont marquées d'une façon plus intense. Tandis que chez les animaux il n'y a qu'une simple turgescence, accompagnée parfois d'un léger suintement sanguinolent, chez les femmes, le flux cataménial prend souvent les porportions d'une véritable hémorragie.

Si ces phénomènes ont une importance très grande au cours de la vie génitale féminine, c'est souvent au moment même de la formation, à l'âge de la puberté, qu'ils peuvent avoir sur l'organisme tout entier un retentissement considérable, quelquefois définitif et même fatal. La chlorose, qui est une des maladies fréquentes de la jeune fille au moment de la puberté, est l'une des complications directes les plus graves de l'établissement des règles.

La femme seule devient chlorotique, dit CHARRIN; on a bien décrit la chlorose des garçons, mais on a pris pour telle des anémies toxiques, infectieuses, professionnelles; des anémies de privations : privations alimentaires, quantitatives, qualitatives, privations portant sur les solides, les liquides, les gaz; on a pris pour telle des anémies de déperdition : déperditions par hémorragies, déperditions sécrétoires, par sudation excessive, par sialorrhée, par entérite, par polyurie, déperditions nervo-musculaires, etc...; si dans ce nombre il se rencontre de véritables chloroses, c'est le cas de soutenir que l'exception confirme la règle.

Cette donnée établie, si l'on porte son attention sur les organes génitaux, on ne peut s'empêcher de noter la fréquence des troubles menstruels. On ne peut pas ne pas remarquer les relations de cette affection avec les anomalies de ces troubles, avec la puberté, la grossesse, la ménopause; on ne peut s'empêcher de se souvenir des bienfaits du mariage, de tout ce qui agit favorablement sur cette fonction.

La chlorose semble être due à une auto-intoxication génitale, et voici pourquoi.

Au moment où, lorsque les règles vont apparaître, la toxicité du sérum est en croissance ; les nourrices qui conservent leurs menstrues, à ce moment plus qu'à tout autre, donnent des diarrhées et des éruptions à leurs nourrissons, et c'est toujours la préoccupation de la mère de famille qui ne nourrit point elle-même de surveiller la nourrice afin de savoir si elle n'a pas ses époques.

Au moment des règles, chez de nombreuses femmes également, on voit une élévation de température et des poussées d'herpès, puis tout rentre dans l'ordre avec l'écoulement sanguin. Les migraines cessent, l'appétit revient, les signes d'empoisonnement s'évanouissent. Les recherches expérimentales de Charrin et celles de Carnot ont conduit ces auteurs aux mêmes résultats.

La fonction menstruelle, qui avant tout prépare la greffe ovulaire, purge aussi l'économie de certains poisons; les organes génitaux ont un rôle d'élimination.

Tous les phénomènes de la chlorose, et, au premier rang, l'altération globulaire, appartiennent à cette catégorie de désordres que les empoisonnements réalisent expérimentalement. Il en est de même des perturbations digestives et nerveuses, ou cardiaques, qui, une fois engendrées, ajoutent leurs effets à ceux de l'intoxication. La fièvre, que l'on observe aussi à ce moment, est certainement d'origine toxique.

Spillmann et Etienne, du reste, confirment cette

théorie par leurs expériences, et ont amélioré des chlorotiques en rétablissant d'une façon normale le cours des règles après l'administration d'extrait d'ovaire.

Il semble cependant que, dans certains cas, l'auto-intoxication seule ne puisse expliquer tous les troubles. Je ne parle pas de l'objection soulevée contre cette théorie et qui oppose à l'intoxication l'abondance des règles chez certaines chlorotiques ; il en est du flux menstruel comme de l'urine. Il ne suffit pas qu'il soit abondant, faut-il encore qu'il contienne des toxines. Chez certains brightiques, chez certains polyuriques, on recueille des quantités d'urine considérables et, malgré cela, les malades n'éliminent pas leurs toxines.

Mais si, chez des jeunes filles chlorotiques, les troubles digestifs disparaissent avec le traitement génital, chez d'autres ils nécessitent également un traitement gastrique.

La gastralgie, l'hyper ou l'hypochlorhydrie se rencontrent dans la chlorose, mais c'est surtout le caractère hyposthénique qui domine, entraînant la dyspepsie atonique ou nervomotrice.

Tant que l'estomac conserve une bonne motricité, la sécrétion de ses glandes et de celles de l'intestin suffisent à assurer la digestion, même dans les cas d'hypochlorhydrie très prononcée.

Pour que la dyspepsie existe, il faut que la *motilité*

et la *sécrétion* de l'estomac soient viciées en même temps. Il se produit alors des modifications de la sensibilité stomacale, une hyperesthésie siégeant au creux épigastrique.

La dyspepsie atonique, conséquence de la viciation de la digestion stomacale, a pour cause l'altération de la motilité et de la sensibilité de l'estomac. Cette variété des dyspepsies, pour LEUBE, procéderait uniquement d'un trouble fonctionnel de l'innervation de l'estomac. Pour HAYEM, elle s'accompagnerait de gastrite. BOAS y voit un trouble de la tonicité et de l'élasticité de la tunique musculaire de l'estomac, une myasthénie. MATHIEU, plus éclectique encore, admet, sous le nom de dyspepsie sensitivo-motrice, les modifications de la sensibilité et de la motricité stomacale sans en exclure les modifications sécrétoires qui peuvent accompagner l'état dyspeptique.

La dyspepsie hyposthénique trouve au moment de la puberté chez la femme un terrain des plus favorables à son évolution. A cet âge, en effet, le système nerveux est surmené, le sang, qui doit fournir aux cellules les matériaux d'accroissement, s'appauvrit, tandis que le développement rapide de l'enfant stimulant l'appétit entraîne souvent de la boulimie. Les aliments mal mastiqués irritent la muqueuse de l'estomac, déterminant l'hyposthénie de ses parois.

La jeune fille, en outre, à l'âge de sa formation, est le plus souvent enfermée dans un pensionnat, manquant plus ou moins d'air pur et soumise à une alimentation et à une hygiène défectueuses.

A toutes ces causes il faut également joindre l'hérédité.

Les jeunes filles qui présentent habituellement de l'atonie gastrique, quelle qu'en soit l'origine, se voient ordinairement, au moment des règles, atteintes de dyspepsie hyposténique accompagnée de douleurs survenant peu de temps après le repas, durant autant que la digestion et disparaissant souvent avec les règles.

Ces douleurs ressemblent généralement aux douleurs tardives de l'hyperchlorhydrie, leur paroxysme survient deux à trois heures après le repas. Cependant, dans certains cas, les malades souffrent à jeun et voient l'ingestion des aliments calmer leur douleur momentanément.

Pour Hernandez, la dyspepsie hyposthénique de la puberté a pour cause la débilité congénitale du système musculaire à fibres lisses, l'atonie stomacale par tendance congénitale, un état névropatique héréditaire, encore latent à la puberté et qui apparaît, sous l'influence de la crise pubère, de l'établissement de la fonction menstruelle, de l'intoxication d'origine génitale par insuffisance ovarienne dans les cas où les règles viennent difficilement et de la mauvaise alimentation. Le pronostic en est bénin.

Mais si l'on peut faire plus ou moins intervenir

ces différentes actions pour expliquer les troubles gastriques de la puberté, il ne nous est pas possible d'expliquer ainsi les troubles que nous observons, au moment des règles, chez des femmes qui, auparavant, à l'âge de la puberté et pendant les premiers mois ou même les premières années de la vie génitale, n'avaient eu que peu ou pas de troubles de ce côté.

« Si l'estomac, dit DALCHÉ, était déjà malade, la menstruation fait intervenir son action pour exaspérer chaque mois les souffrances dyspeptiques et quelquefois changer leur caractère. »

Ceci est fort vrai et bien connu ; particulièrement pour l'ulcère gastrique, comme dans le cas de la jeune femme que j'ai eu l'occasion d'observer et dont je rapporte l'observation plus loin.

OBSERVATION INÉDITE (communiquée par le Dr LE MÉE).

Troubles gastriques au moment des règles, Hystérectomie, guérison.

Marie S..., 3o ans.

Ant. héréd. : père mort de tuberculose.

Mère bien portante.

Deux frères également bien portants.

Ant. personnels : pleurésie en 1888.

Le début des troubles gastriques remonte à 1892, coïncidant nettement avec les premières menstruations.

Ils étaient caractérisés par des crises, survenant 6 à 8 jours avant le moment des règles, et se continuant pendant toute la durée de celles-ci. Deux heures environ après chaque repas, la malade était prise de nausées, puis de vomissements, qui contenaient : soit des aliments, soit des glaires bilieuses. Les règles étaient très douloureuses, abondantes, contenant de nombreux caillots, ayant une durée de 6 jours environ.

En 1897, elle va consulter à l'hôpital Cochin : rétroflexion et rétroversion légère réductible, ne nécessitant pas une intervention.

En février 1899, elle se marie. Deux mois après, les règles sont tellement abondantes que la malade est forcée de s'aliter, d'autant plus qu'elle commence à souffrir au niveau de la fosse iliaque droite. Le médecin traitant hésite entre le diagnostic d'appendicite et de salpingite, la malade présentant également de la métrite.

Elle devient enceinte en octobre 1899.

Pendant toute la durée de la grossesse, même dans les premiers mois, les vomissements n'ont été ni plus fréquents, ni plus abondants qu'auparavant ; les douleurs gastriques restent les mêmes.

Accouchement à terme d'un enfant de 3 k. 950 gr.

En 1900, les crises gastriques surviennent plus souvent, n'ayant plus de rapports avec les périodes des règles : pesanteur après le repas, clapotement stomacal le matin à à jeun, pyrosis, nausées, anorexie, constipation opiniâtre : la malade suit un régime, fait des lavages d'estomac ; traitement alcalin.

En avril 1901, elle entre dans une maison de santé pour salpingite : opérée le 26 mai 1901.

Hystérectomie totale, ovariotomie bilatérale, pyosalpinx droit de la grosseur d'un œuf de pigeon.

Actuellement, les troubles gastriques ont à peu près disparu ; plus de vomissements, plus de régurgitations acides, quelques douleurs passagères et peu intenses. En revanche, troubles d'insuffisance ovarienne très marqués : bouffées de chaleur, nervosité, douleurs au niveau de l'emplacement des annexes.

Chloro-anémie et leucorrhée abondante.

Entérite muco-membraneuse.

OBSERVATION (personnelle)

Ulcère gastrique, troubles exacerbés au moment des règles, hémathémèse.

Mlle M..., 3o ans.

Réglée à 12 ans 1/2 régulièrement. A ce moment quelques troubles gastriques vagues, anémie, règles douloureuses, fatigue générale.

Après un traitement de deux mois, les phénomènes généraux cessent.

Jusqu'à 18 ans, quelques malaises accompagnent les règles, qui sont douloureuses.

De 18 ans à 18 ans 1/2, anémie très prononcée, troubles gastriques, traitement de 3 mois par le bicarbonate de soude et le régime lacté.

Pendant ce régime les douleurs gastriques cessent, mais réapparaissent légèrement pendant les règles, qui sont toujours un peu douloureuses.

A 21 ans, troubles gastriques accentués au cours des règles, mais se produisant surtout pendant les 2 premiers jours du flux. A cette époque la malade est mise au régime lacté pendant six mois et on lui fait suivre, sans grand succès d'ailleurs, divers traitements gastriques ; mais aucun traitement génital, pas de pertes blanches.

Les douleurs gastriques cessent pendant 4 ans, sauf au

moment des règles, époque pendant laquelle la malade présente des phénomènes d'hyperchlorhydrie accompagnés de douleurs utérines ; les deux premiers jours, ces douleurs gastriques sont momentanément calmées par le régime lacté.

A 26 et 27 ans, même état ; pas de traitement.

A 28 ans (1906), troubles digestifs pendant 3 mois, très douloureux au moment des règles, mais disparaissant presque dans l'intervalle. Après les règles, quelques pertes blanches, mais pas de douleurs.

29 ans (janvier 1907) : troubles gastriques, estomac très douloureux au palper, légère dilatation ; la malade se plaint d'une sensation de brûlure 3 à 4 heures après le repas, et trois à quatre fois la nuit. Ces douleurs diminuent cependant dans le décubitus dorsal. Les règles sont de plus en plus douloureuses ; toucher : utérus rétrofléchi ; les sensations de brûlure à l'estomac apparaissent même à jeun au moment des règles. La malade a cessé tout régime, mais ne mange presque plus et maigrit.

Mars : douleurs plus violentes : régime lacté absolu, bicarbonate de soude.

Avril-mai : l'amaigrissement continue ; on diagnostique un ulcère de la région pylorique ; comme alimentation unique, 2 litres 1/2 de lait par 24 heures.

Aux règles du début de juin, hématémèse abondante.

Deuxième hématémèse le 15 juin ; repos au lit ; sousnitrate de bismuth 100 gr., régime lacté absolu, teinture de belladone. Les douleurs diminuent légèrement pour disparaître petit à petit après un traitement de neuf mois, sauf au moment des règles.

Actuellement (juin 1908), la malade ne ressent plus du tout de troubles gastriques et a cessé tout régime, mais au moment des règles elle est obligée de se remettre au régime lacté et présente néanmoins des phénomènes d'hyperchlorhydrie.

Les règles sont toujours douloureuses ; la malade, qui s'y était refusée jusqu'à ce jour, va se faire soigner au point de vue utérin,

Les hématémèses s'expliquent facilement au moment des règles, comme s'expliquent toutes les règles déviées, par le mécanisme même de la menstruation.

Quels sont les phénomènes qui se passent du côté des organes génitaux au moment du flux menstruel?

L'un des ovaires est très congestionné — les trompes sont également le siège d'un mouvement fluxionnaire, les franges de leur pavillon se déploient, elles entrent pour ainsi dire en érection, la muqueuse devient turgescente, et, parfois même, est le siège d'une hémorragie capillaire locale qui contribue à la formation de l'hémorragie menstruelle. L'utérus est fortement congestionné, sa muqueuse devient rouge violacé. La membrane interne de l'utérus, dit Coste, revêt l'aspect d'un crible par les orifices duquel vient sourdre le sang des règles. Les capillaires écrit Robin, mis à nu par la desquamation de l'épithélium, ne peuvent plus opposer à l'effort du sang que leur mince membrane à noyau, qui se rompt et livre passage à la rosée sanguine.

Mais le molimen cataménial ne se borne pas à cette congestion des organes génitaux internes ou externes.

Il y a augmentation de l'intensité des battements du pouls. La face, souvent, est marbrée de taches rouges, la peau présente des éruptions, les nævi deviennent plus foncés, presque turgescents, les démangeaisons augmentent chez les malades atteintes d'affections cutanées. Les seins augmentent de volume, deviennent plus sensibles et sont le siège de picotements. Parfois même le mamelon se colore, il y a de la gêne respiratoire et des douleurs lombaires plus ou moins vives, des bouffées de chaleur à la face.

J'ai eu occasion d'observer dans le service de M. le Dr Launois plusieurs femmes atteintes de goître dont l'affection s'exagérait aux époques menstruelles. Le goître était plus tendu et les vaisseaux battaient plus violemment.

En résumé, tous les organes de la femme sont, au moment de ses règles, le siège d'une congestion intense. Le sang est « à fleur de peau », les muqueuses sont congestionnées ; de là à l'issue il n'y a qu'un pas.

Thomas Bartholin (1662), dans son recueil d'observations anatomiques, montrait que les règles, quand elles ne coulent pas au niveau de l'utérus, peuvent se porter dans différentes parties du corps.

L'estomac, par sa particulière vascularisation, est tout indiqué pour donner issue à « ces règles supplémentaires ».

La pléthore occasionnée par cette congestion portant son action, disait Astruc (1) sur la partie qui est

_____

(1) Astruc, *Maladies des femmes*, 1761.

le plus en souffrance par où ces règles se dévoient.

C'est ainsi que l'on verra des hématémèses se produire plutôt chez des femmes souffrant ordinairement de l'estomac ou ayant reçu un coup dans la région épigastrique (HUCHARD) ; les hémoptisies se produiront, au contraire, chez des malades souvent atteintes de bronchite quoiqu'elles ne soient pas tuberculeuses.

Le plus souvent, ces hémorragies se produisent au cours des règles normales, mais parfois le flux menstruel n'a pas lieu par la voie vaginale, et les règles supplémentaires deviennent des « règles déviées » et sont la seule manifestation sanguine du molimen cataménial.

C'est, du reste, là un phénomène connu depuis longtemps. Pour l'expliquer, STHAL, au XVIIIᵉ siècle, dans son traité *De mensium viis insolitis*, fait intervenir l'âme, qui force certains organes à suppléer ceux qui ne peuvent remplir leurs fonctions.

CASENAVE en donne une explication plus simple au cours d'une observation que je rapporte ici :

OBSERVATION (résumée) (1).

« Évacuation périodique des règles par les mamelles et le visage, par M. CASENAVE, chirurgien à Belleville, près de Paris ».

Après avoir constaté que les savantes et laborieuses re-

(1) *Le Journal de médecine de Vandermonde* (janvier 1759).

cherches de l'anatomie, soutenues des sages réflexions de la physiologie, nous ont évidemment montré les connexions et le rapport que la matrice a avec les mamelles...

Il cite le cas d'une femme de 43 ans, « nommée Breton, native et habitante du village de Charonne, près Paris, d'un tempérament sanguin ; elle perdit ses menstrues à la suite d'une peur ; 2 mois après, se manifesta, sur toute l'habitude de sa poitrine, une rougeur qui se trouva en peu de temps parsemée d'un nombre prodigieux de tubercules de même couleur, gros comme un petit pois, lesquels s'ouvrirent et laissèrent abondamment couler le sang pendant quelques jours.

« Le temps requis à cette évacuation une fois passé, tout disparut pour recommencer le mois suivant, et ainsi de suite jusqu'à présent (10 ans après)...

« Un bouton de même nature, situé à la partie moyenne de la pommette gauche, verse du sang en même temps. »

Il conclut en disant que « cette détermination du sang à remonter de l'artère épigastrique dans la mammaire n'a rien qui doive surprendre un anatomiste, les anastomoses de ces deux vaisseaux entre eux étant assez manifestes ».

Le sang, déterminé à chercher une issue du côté des vaisseaux utérins et trouvant dans chacun d'eux autant de digues qui s'opposent à son passage, est obligé d'enfiler la route du tronc de l'artère épigastrique.

Chez quelques femmes, l'époque habituelle des règles supprimées est marquée par un état nauséeux et par de l'hyperchlorhydrie. Ces troubles sont fréquents chez les ovariotomisées et chez certaines femmes à l'époque de la ménopause.

Robin a publié l'observation d'une femme arrivée à l'âge de 50 ans, qui avait perdu ses règles depuis un an et souffrait tous les mois de poussées d'hyperchlorhydrie violentes.

Barié a cité le cas d'une femme de 52 ans chez qui les règles avaient cessé depuis deux ans, et qui présentait aux mêmes époques des crises gastriques avec renvois acides.

Dalché a observé, chez une femme éthylique, des douleurs d'estomac vagues, mais avec exaspération tous les mois à l'époque des règles absentes.

D'où peuvent provenir ces poussées d'hyperchlorhydrie ? Faut-il voir là l'application de la théorie de l'équilibre glandulaire, qui, somme toute, ressemble fort à l'idée émise par Stahl « d'une âme » forçant les organes à se suppléer les uns les autres, ou cette hyperchlorhydrie est-elle due simplement à une congestion de la muqueuse stomacale sous l'influence des poussées congestives qui accompagnent l'hypo-ovaire, congestion qui provoquerait une hypersécrétion des cellules bordantes des glandes de la muqueuse gastrique ?

Faut-il, au contraire, mettre cette hypersécrétion sous la dépendance d'une viciation de l'innervation par inhibition des nerfs gastriques sous l'influence des toxines ?

C'est un problème qui n'est pas encore résolu à l'heure actuelle.

Ce qui est acquis, c'est que ces troubles disparaissent par l'opothérapie.

Si, au moment de la ménopause, l'estomac est le siège de troubles notables, il peut également présenter des troubles au cours de la vie génitale, au moment des règles.

Certaines femmes sont sujettes, au moment de leurs époques, soit pendant les quelques jours qui précèdent immédiatement, soit pendant les deux premiers jours de l'écoulement menstruel, à des vomissements, le plus souvent alimentaires.

Quelle peut être la part des organes génitaux dans ces phénomènes ?

Il semble qu'il s'agisse encore d'un réflexe ayant le même point de départ que celui que nous avons signalé dans les cas de dilatation utérine ?

Mais on peut aussi, je crois, invoquer, dans certains cas de menstruation pathologique un mécanisme un peu différent.

Chez quelques malades porteuses d'ovaires kystiques, au moment de la déhiscence par hypertrophie de l'ovisac dans un tissu scléreux, on peut invoquer la présence du corps jaune hémorragique ; l'épanchement d'une certaine quantité de sang peut provoquer une réaction péritonéale dans quelques cas et, par suite, le vomissement.

On objecte que, au cours des règles, il se fait normalement, sans ovaire scléro-kystique, un certain suintement sanguin dans le péritoine, et cependant toutes les femmes ne vomissent pas au moment des règles ; cela est vrai, mais d'abord la quantité de sang épanché est moindre, et, ensuite, si on admet la théorie de la toxicité des règles, défendue par CHARRIN et CARNOT, ne peut-on pas admettre que, dans certains cas de règles plus toxiques, la réaction péritonéale soit plus vive ? Ce ne sont là, bien entendu, que des hypothèses ; mais il est, je crois, difficile de trouver une explication précise, satisfaisante, à ces phénomènes.

L'explication de l'hystérie ou de la névropathie ne s'applique pas à tous les cas.

OBSERVATION (résumée).—Règles vicariantes au niveau des seins.

Le Dr JAWORSKI (1) signale une observation de règles vicariantes.

Le fait publié par l'auteur se rapporte à une femme de 33 ans, qui, bien réglée depuis l'âge de quatorze ans, se maria à 24 ans et accoucha, au bout de 6 ans, d'un bébé, lequel succomba, 6 mois plus tard, à la suite d'une entérite aiguë. Un mois après la mort de l'enfant, les règles firent

(1) *Gaz. Lekarska*, 15 sept. 1906.

leur réapparition ayant la même durée qu'avant la grossesse,
mais plus abondantes et quelque peu douloureuses. Durant
un an et demi la menstruation conserva le même type ; puis
on constata une déviation des règles, le flux cataménial faisant place à un écoulement sanguin par la glande mammaire droite. Cet écoulement — qui à chaque période menstruelle durait 3 jours — était précédé de douleurs dans le
bas ventre, comme s'il s'agissait de véritables règles. Lorsque l'hémorragie mammaire était relativement peu abondante, le sang se montrait, en même temps, sous forme
d'hémoptysie.

A l'examen, M. JAWORSKI ne nota aucune différence entre
les deux glandes mammaires. Il n'existait, non plus, aucune
altération des organes génitaux externes ; l'utérus, en légère
antéflexion, était de volume normal et mobile. La seule ano-
malie qu'il fût possible de déceler chez cette femme, en
dehors de la menstruation ectopique, consistait en un développement exagéré du sens génésique.

Nombreuses, du reste, sont ces sortes d'observations. NOSTAUD a publié le cas d'une femme qui, la
période génitale terminée, à 56 ans, vit des hémorragies par les mamelons persister tous les mois pendant
10 ans. Ce phénomène s'accompagnait des symptômes de la menstruation.

Pour BOUCHARD et LOREY, ce phénomène des règles
vicariantes serait dû à un trouble du système vaso-
moteur qui subit au moment des règles une sorte
d'éréthisme ; il s'agirait là d'un simple phénomène
d'action réflexe par suite duquel le mouvement
fluxionnaire empêché par l'utérus aboutit vers un

autre organe et donné naissance à une hémorragie anormale.

Parfois aussi l'écoulement menstruel n'a pas lieu pour une cause pathologique, souvent nerveuse, opératoire ou physiologique; si, fréquemment, en ce cas, il n'est pas remplacé par des règles déviées et si seuls les phénomènes généraux, bouffées de chaleur, etc..., viennent rappeler à la femme l'époque du flux passé, parfois aussi se produisent certains phénomènes du côté d'autres organes. C'est ainsi que, comme dans le cas ci-dessous publié par le Dr GAUTHIER, les règles se trouvent remplacées par un écoulement de lait au niveau des seins.

JONES (1) cite le cas d'une femme qui, ayant eu une brusque suppression des règles à la suite d'un refroidissement, fut atteinte d'aménorrhée et pendant cinq ans présenta, en guise de règles, aux époques menstruelles, un fort écoulement de lait par les mamelons durant chaque fois 36 heures.

OBSERVATION (résumée). — **Un cas de sécrétion lactée remplaçant les règles chez une jeune fille vierge.** — [*Lyon Médical* (février 1903), par le Dr GAUTHIER neveu].

Mlle B..., 25 ans; 3 sœurs en bonne santé et bien réglées; l'une a un enfant.

(1) JONES, *Amer. Journ. of obstetr.*, 1887.

Aucun antécédent : réglée à 15 ans régulièrement jusqu'à 20 ans. A cette époque, suppression spontanée des règles pendant 3 mois ; aucun phénomène du côté des seins.

En 1899, à 25 ans, nouvelle suppression des règles d'août en novembre.

En juin 1900, les règles redevenues normales sont à nouveau supprimées en tant qu'écoulement sanguin, mais remplacées par des phénomènes curieux du côté des seins.

Il s'établit spontanément une sécrétion lactée très abondante, qui dure 4 à 5 jours, pour diminuer d'abondance, mais sans disparaître tout à fait entre les règles.

En octobre 1900, examinée par le Dr A. POLOSSON, qui trouve un utérus petit, mobile — rien du côté des annexes.

La sécrétion lactée est toujours très abondante ; les règles n'ont pas reparu. Un nouvel examen en décembre 1900 confirme le premier.

L'administration, à l'intérieur, de teinture d'iode et thyroïdine semble diminuer en décembre l'écoulement lacté ; il y a même un léger suintement sanguin.

En janvier 1901, les règles sont rétablies régulières, mais accompagnées d'une sécrétion lactée qui dure jusqu'en mai 1900, époque où la malade revient à l'état normal.

La sécrétion, bien que l'analyse n'eût pas été faite, présentait bien les caractères du lait, et non du colostrum.

L'écoulement était continu, avec augmentation au moment des règles, époque où les seins augmentaient de volume ; il n'était pas augmenté par la pression.

Ces observations d'écoulement lacté supplémentaire sembleraient donner raison à la théorie de l'équilibre glandulaire, qui n'est autre que la vieille théorie humorale, reprise sur des données plus précises et plus scientifiques. Sur ce point comme sur beaucoup d'autres en médecine, nous revenons en les modifiant aux théories des ancêtres.

On explique beaucoup de phénomènes à l'heure actuelle par l'auto-intoxication.

ARAN, dans ses leçons cliniques sur les maladies de l'utérus et de ses annexes considérait déjà la fonction menstruelle comme un émonctoire, à la suppression ou aux perturbations duquel il faisait jouer un rôle dans les phénomènes généraux des maladies utérines.

BROWN-SEQUARD, par ses recherches sur les appareils glandulaires, a également attiré l'attention sur ce point.

CROBACH a démontré que la suppression des ovaires entraînait les troubles les plus variés; il mettait même sous la dépendance de la castration (considérée en tant qu'insuffisance ovarique) la chlorose des jeunes filles; c'est du reste un peu cette théorie qui a été défendue par CHARRIN, et dont j'ai parlé plus haut.

KIEFFER (1), enfin, a cherché à démontrer que l'utérus exerçait des fonctions glandulaires analogues à celles des reins et des ovaires; — il a comparé le flux menstruel à la sécrétion de l'urine et de la sueur.

(1) KIEFFER, *Archives de physiologie.*

CHAPITRE IV

Les malades mixtes.

Mais, comme dit Trousseau (1), ces espèces se confondent souvent les unes avec les autres, leurs symptômes caractéristiques se mélangeant ou prenant alternativement la première place.

Nous ne nous trouvons pas toujours en présence de cas aussi tranchés et si, chez certaines malades, l'affection utérine fut le point de départ des troubles gastriques, l'estomac n'est pas resté indifférent aux assauts divers et répétés auxquels il a été en butte ; la malade, purement génitale au début, est devenue une gastrique véritable.

On a démontré que la dyspepsie, dans sa forme nervo-motrice surtout, conduisait souvent à la dilatation de l'estomac ; il est donc tout naturel de trouver des estomacs dilatés chez des malades porteuses d'affections utérines chroniques anciennes.

C'est ainsi par exemple qu'on trouve souvent des dyspepsies ayant entraîné la dilatation gastrique chez les malades atteintes de métrite chronique et dont

(1) Trousseau, *Cliniques médicales.*

la dyspepsie n'est pas guérie, mais simplement amé-
liorée par le traitement utérin ; il faut, pour obtenir
la guérison, instituer également un traitement gastrique.

Il peut s'agir également de névropathes ou d'hys-
tériques dont la névrose retentit à la fois sur les
organes génitaux et sur le tube digestif, sans que les
affections d'un de ces organes soient sous la dépendance de la lésion dont l'autre est porteur. Il arrive
également que l'affection utérine et l'affection gastrique dépendent également d'une diathèse comme
l'arthritisme ; et c'est là une des explications des
troubles gastriques qui, bien qu'améliorés, persistent
parfois après l'opération dans des cas de fibrôme.

Enfin, dans les ptoses viscérales provenant d'un
amaigrissement général au cours d'une maladie de
longue durée, la ptose utérine et la ptose gastrique
se produisent en même temps et les troubles de
dilatation gastrique observés ne sont pas sous la
dépendance du prolapsus utérin.

OBSERVATION (personnelle). — Troubles gastriques (métrite, salpingite). — Traitement exclusivement utérin. — Guérison.

Augustine D..., 24 ans.
Pas de pertes blanches étant vierge.

Pas de troubles gastriques, mais ne peut digérer la charcuterie, les choux et les sauces.

Réglée une fois à 13 ans, mais la deuxième apparition des règles n'a lieu qu'à 15 ans ; les règles sont depuis régulières.

Mariée à 23 ans (mai 1907). La même année pertes blanches à la fin de juin ; grossesse terminée par une fausse couche de 3 mois en septembre (fausse couche attribuée à une métrite).

15 jours environ avant le début de la grossesse, la malade avait été examinée et le diagnostic de métrite avait été porté.

Pendant la grossesse, vertiges, nausées, vomissements.

La fausse couche fut faite à l'hôpital ; la malade y fut soignée pendant un mois avec application de glace, elle présentait de la salpingite des deux côtés.

Pendant le traitement, les troubles ont continué, quoique moindres et sans vomissements.

Au mois de novembre la malade reprend ses occupations et fait un travail assez pénible. Les pertes blanches vont en augmentant, accompagnées de métrorragies fréquentes ; les troubles gastriques augmentent en même temps, ces troubles sont accompagnés de douleurs violentes dans l'hypocondre gauche, douleurs exacerbées par la fatigue. Fréquentes nausées le matin.

Soignée à l'eau de Vichy et au bicarbonate de soude, très légère amélioration des troubles gastriques.

Examinée en janvier 1908, on trouve de la métrite, de la salpingite gauche et un utérus en rétroversion.

Le repos au lit lui est ordonné. On traite sa métrite par les tampons de glycérine créosotée et les injections.

Au bout d'un mois, les pertes ayant totalement disparu, les règles étant redevenues régulières et l'état gastrique normal, la malade reprit son service et cessa tout traitement.

Les pertes revinrent, et avec elles les troubles gastriques.

La malade actuellement a repris le traitement de sa métrite, mais vaque à ses occupations. Les pertes et les troubles gastriques ont totalement disparu, sauf toujours une digestion pénible à la suite de l'ingestion des choux, de la charcuterie ou des sauces. Néanmoins lorsqu'elle se surmène les pertes blanches réapparaissent et les troubles gastriques les accompagnent. Tout cède au repos relatif.

OBSERVATION (personnelle). — Salpingite. — Utérus en latéro-versoflexion. — Ptose viscérale.

Mme B..., 25 ans.

Très légèrement nerveuse.

N'a jamais souffert de l'estomac étant jeune fille, mais avait, à ce moment, quelques pertes blanches, très légères et non douloureuses, au moment des règles.

Mariée en 1905, fut, dit-elle, « légèrement écorchée » par son mari. A ce moment les pertes blanches apparaissent, même pendant la période intermenstruelle, d'une façon continue, plus abondantes et assez fortement teintées de jaune et de vert. La malade consulte un médecin, qui la traite par des injections de sublimé.

La malade ressent à ce moment ses premières douleurs gastriques. Après une grossesse normale, elle accouche le 3 avril 1906.

Pendant le temps (14 mois) que dure l'allaitement, les troubles gastriques ne se font pas sentir. Ils réapparaissent peu de temps après le sevrage de l'enfant. La malade vient consulter en mai 1908, se plaignant d'étouffements une heure environ après les repas ; sensation de pesanteur ; elle n'a pas de renvois acides, mais souffre de céphalées pendant la digestion, qui est longue, et cela malgré les différents régimes suivis. Il n'y a pas de constipation, pas de vomissements.

A l'examen il s'agit d'une femme dont l'utérus, très mobile, est en anté et latéro-versoflexion gauche, on reconnaît en outre au toucher une salpingite gauche ; du volume d'un petit œuf. Il y a un peu de ptose viscérale ; l'estomac est légèrement dilaté.

Pas de rein mobile.

Rien dans les urines.

EXAMEN DU SUC GASTRIQUE

PROCÉDÉ DE WINTHER, modifié par LEMATTE

Liquide non filtré, 30 cmc., brunâtre, avec beaucoup de débris du repas d'épreuve.

Liquide filtré : jaunâtre légèrement opalescent, filtrant assez rapidement.

Réaction au tournesol : très acide.

Réaction de Günsbourg (HCl libre) : positive et très nette.

Réaction de Berg (acide lactique) : négative.

Réaction du Biuret (peptones) : positive et très nette.

$$
\begin{array}{ll}
& \text{litre.} \\
\text{(A) acidité totale (en HCl)}\dots\dots\dots & 1.752 \\
\text{(H) acidité minérale (en HCl)}\dots\dots & 1.314 \\
\quad \text{acidité organique (en HCl)}\dots\dots & 0.438 \\
\end{array}
$$

Chlore total (T) = 3,12 (p. litre en HCl)

Chlore fixe (F) = 4,8 (p. litre en HCl)

Chlore organique (C) = 1,326 (p. litre en HCl)

$$F + C + H = T$$

L'examen semble donc donner un suc gastrique normal.

Chez cette malade nous trouvons réunis différents facteurs qui concoururent à en faire une fausse gastrique. Au début nous trouvons l'*infection*, puis après l'accouchement un peu de *ptose*, le tout évoluant sur un terrain légèrement *névropathique*. Il est fort possible également que la disparition des troubles gastriques au cours de l'allaitement soit due à l'équilibre glandulaire.

———

J'avais espéré, en commençant ce travail, développer davantage certains chapitres et y joindre des expériences et observations personnelles, notamment au point de vue de l'équilibre glandulaire et du retentissement gastrique de l'hypo-ovarie. Malheureusement, mes expériences sur l'hypo-ovarie ne se trouvent pas encore suffisamment concluantes au moment où, pressé par les délais, je dois déposer cette thèse.

Il en est de même pour les recherches que j'avais entreprises sur les modifications de la sécrétion gastrique par la castration. J'avais également étudié quelle influence avaient les règles sur le chimisme gastrique chez les femmes dont les fonctions digestives semblaient normales. Mes examens ne sont pas encore assez nombreux pour pouvoir conclure d'une façon absolue.

Cependant, ils semblent donner un résultat dont voici le type.

EXAMEN DU SUC GASTRIQUE

Mme D... — Age : 35 ans 1/2.

PROCÉDÉ DE WINTHER, modifié par LEMATTE

1° *Pendant les règles.*

Liquide non filtré : épais, brunâtre, beaucoup de débris de pain, tubage difficile, malade nerveuse.

Quantité : 38 cmc.

Liquide filtré : 25 cmc., jaune ambré, très acide au tournesol.

Réaction au tournesol : très acide.

Réaction de Gunsbourg, (HCl libre) : pas très nette, quoique positive.

Réaction de Berg (acide lactique) : assez nette.

Réaction du Biuret (peptones) : négative.

Réaction de Topfer (diméthylamidoazobenzol pour HCl) : assez nette.

(A) acidité totale (en HCl).... 2 gr. 555 par litre.
(H) acidité minérale (HCl).... 1 gr. 095 par litre.
Acidité organique (en HCl)... 1 gr. 460 par litre.
Chlore total (T)......... (p. litre en HCl) 3,03
Chlore fixe (F)......... (p. litre en HCl) 0,65
Chlore organique (C)..... (p. litre en HCl) 1,285

2° *Après les règles.*

Liquide non filtré : brunâtre, débris de pain, tubage excessivement difficile.

Quantité : 28 cmc.

Liquide filtré : 19 cmc., jaunâtre.

Réaction au tournesol : très acide.

Réaction de Gunsbourg (HCl libre) : positive et nette.
Réaction de Berg (acide lactique) : positive, peu nette.
Réaction du Biuret (peptones) : négative.
Réaction de Topfer (HCl libre) : positive et nette.
(A) acidité totale (en HCl)..... 2 gr. 46 par litre.
(H) acidité minérale (HCl)..... 1 gr. 5o par litre.
Acidité organique (en HCl).... o gr. 96 par litre.
Chlore total (T).......... (p. litre en HCl) 3,16.
Chlore fixe (F).......... (p. litre en HCl) 0,92.
Chlore organique (C).... (p. litre en HCl) 0,74.

Le procédé employé est le suivant :

Repas d'épreuve : 6o grammes pain rassis ; 25o gr. thé léger non sucré — tubage une heure après.

EXAMEN QUALITATIF

1° *Examen macroscopique :* liquide non filtré, quantité, couleur, odeur, débris, réaction au tournesol, filtrage.

2° *Recherche de HCl*, Réactif de Gunsbourg.

    Phloroglucine.................... 2
    Vaniline...................... 1
    Alcool à 95°.................. 3o cmc.

Dans une petite capsule mettre deux gouttes de suc gastrique et deux gouttes du réactif, évaporer à sec au bec Bunsen : coloration rouge carmin = HCl.

3° *Recherche de l'acide lactique.* Réactif de Berg.

    Perchlorure de fer.......... 2 gouttes
    HCl........................ 2 gouttes
    Eau distillée.............. 100 cent. cubes.

Mettre dans un tube à essai quelques cent. cubes de suc gastrique et autant du réactif : coloration jaune = acide lactique.

4° *Recherche des peptones :* Réaction du Biuret.

Mettre dans un tube à essai quelques cent. cubes de suc gastrique, 2 à 3 cmc. de lessive de soude et une goutte sulfate de cuivre à 1 o/o ; coloration violet lilas = peptones.

5° *Recherche de HCl :* Réactif de Topfer — diméthyl-amidoazobenzol en solution alcoolique à 1 o/o.

Mettre dans un tube à essai quelques cent. cubes de suc gastrique, quelques gouttes du réactif, coloration rose vif = HCl.

EXAMEN QUANTITATIF

I. — Dosage des acidités

1° *Acidité totale.* α) HCl libre, et combiné à des matières
    (A)   albuminoïdes possédant encore les propriétés acides de l'acide chlorhydrique et faisant par conséquent partie de la chlorhydrie gastrique.

β) Acides organiques (acide lactique, acide acétique, acide butyrique).

Dans un vase d'Erlenmayer : Suc gastrique, 5 à 10 cmc. ; eau, 20 à 30 cmc. ; teinture de tournesol campêche, IV à V gouttes : mélange rose.

Ajouter peu à peu, en agitant, une solution décinormale d'ammoniaque contenue dans une burette de Mohr jusqu'à virage au bleu.

1 cmc. solution ammoniaque = o gr.oo365 HCl

On rapporte les résultats en bloc en HCl.

2° *Acidité minérale.* HCl libre et combiné acide.
        (H)

Dans un vase d'Erlenmayer : Suc gastrique 5 à 10 cmc. ; eau, 20 à 30 cmc. ; Héliantine — Tropéoline en solution alcoolique à 0,10 de chaque pour cent, II à III gouttes et opérer comme plus haut jusqu'à virage au jaune,

1 cmc. solution ammoniaque = 0 gr. 00365 HCl.

Les résultats trouvés expriment l'acide chlorhydrique.

3° *Acidité organique* = différence entre l'acidité miné-
(A-H)   rale et l'acidité totale.

II. — DOSAGE DES ÉLÉMENTS CHLORÉS

1° *Chlore total* = H (Acide chlorhydrique) + F (chlore
(T)   fixe, chlorures minéraux) + C (chlore
organique non actif.)

Dans une capsule 5 à 10 cmc. suc gastrique et 2 cmc. solution de carbonate de soude à 25 o/o. Evaporer à sec au bain marie constant. Calciner au chalumeau ; refroidir ; reprendre par de l'eau distillée ; titrer les chlorures par la solution décinormale d'azotate d'argent (par la méthode Charpentier-Vohlard.)

2° *Chlore fixe* : mêmes opérations que ci-dessus, mais
(F)   sans addition de carbonate de soude,
le résidu repris par l'eau ne contient que le chlore fixe seul que l'on dose par la méthode de Charpentier-Vohlard.

3° *Chlore de l'acide chlorhydrique* a été obtenu dans le
(H)   dosage de HCl.

4° *Chlore organique*. Non actif s'obtient par différence,
(C) $C = T - (H + F)$

On rapporte conventionnellement tous ces résultats en acide chlorhydrique.

Par ce procédé, l'évaluation de HCl est plus élevée que par le procédé Winther, tout HCl a propriétés acides étant dosé.

Si l'on prend comme type d'analyse de suc gastrique normal les chiffres suivants :

$$A = 1,90$$
$$H = 1,25$$
$$T = 3,21$$
$$F = 1,07$$
$$C = 0,89$$
$$\text{acide organique} = 0,65$$

On voit, si l'on compare à ce type les résultats obtenus au cours des règles et après les règles, que les acides de fermentation semblent être augmentés au cours des règles et tendent à revenir à la normale après les règles.

L'acide chlorhydrique semble peu varier.

Or, les douleurs observées au cours des règles sont généralement des douleurs tardives et pourraient ainsi s'expliquer par des fermentations secondaires.

Je compte continuer ces recherches et en faire l'objet d'un prochain travail.

CONCLUSIONS

Il y a lieu de distinguer plusieurs catégories de
malades :

1° Certaines femmes sont des fausses gastriques ;
les troubles gastriques qu'elles accusent dépendent
exclusivement de la lésion utéro-ovarienne ou des
désordres menstruels. On guérira alors les troubles
gastriques en traitant uniquement l'affection utérine.

2° Fréquemment les malades étaient, au début,
des fausses gastriques, de dépendance exclusivement
génitale, mais l'estomac n'a pas supporté sans subir
certaines altérations les différents assauts utérins et
une affection gastrique vraie est venue compliquer
la maladie ;

3° Un certain nombre de femmes, enfin, présentent
à la fois une lésion réelle de l'appareil digestif et
une lésion non moins réelle de l'appareil génital.

Il y aura lieu, dans ce cas, de traiter à la fois les
deux affections et quelquefois même la diathèse dont
elles dépendent toutes deux sans que l'une soit le
résultat de l'autre.

Lorsqu'on se trouve en présence d'une femme

présentant des troubles gastriques et utéro-ovariens, on est donc en droit de se demander si la dyspepsie n'est pas sous la dépendance de la lésion des organes génitaux ; il y a lieu, dans ce cas, d'instituer le traitement en conséquence ; même chez des malades porteuses des deux lésions concomitantes, on améliorera la dyspepsie en soignant l'utérus et ses annexes.

« Il faut se souvenir, a dit SNEGUIREFF, qu'au point de vue fonctionnel les appareils génital et gastro-intestinal sont connexes ; se rappeler l'influence qu'ont la gestation, la menstruation, l'ovulation, l'endométrite, les affections des ovaires et du péritoine, sur le tube digestif.

« Le rôle du médecin est de savoir discerner, dans la pathologie pelvienne et abdominale, l'affection primitive de la secondaire, c'est affaire de science et d'expérience. »

Aussi terminerai-je en disant à propos des maladies de l'estomac ce que le professeur GUYON disait des maladies des voies urinaires :

« Tout cela légitime une étude spéciale et interdit une étude exclusive et isolée. »

FIN

BIBLIOGRAPHIE

Albert ABRAMS, 1904. — Le Réflexe stomacal et la percussion de l'estomac (in *Med. rec.*).

ALLANIC, 1904. — Une observation de vomissements graves (in *Arch. méd. d'Angers*).

APOSTOLI, 1882. — (In *Bulletin thérapeutique*, 15 novembre.)

ARAN, 1858. — Leçon clinique sur les maladies de l'utérus.

ASCHWEL, 1838. — Hématémèse supplémentaire des règles (in *Gazette de Paris*).

ASTRUC, 1761. — Traité des maladies des femmes (tome I).

AUVARD, 1890. — Traité de gynécologie.

BACCARANI, 1904. — Opothérapie gastrique (in *Gazetta degli ospedali e delle cliniche*).

Ant. BARREY, 1803. — Dissertation sur les dangers des ouvrages de médecine écrits à la portée de tout le monde (*Th. Paris*, 18 fructidor an XI).

BEAU. — Traité de la dyspepsie.

BERTRAND. — Observation (in *Journal de médecine 1762*, tome I).

BORRI, 1904. — Ulcère de l'estomac pendant la ménopause (in *Centralblatt f. inn. medizin*).

BOSSI, 1908. — (In *Ginecologia moderna*, avril).

BOSSY, 1906. — Vomissements incoercibles de la grossesse par ovaire scléro-kystique (in *Journal d'accouchements de Liège*).

BOUCHARD, 1902. — Traité de pathologie générale.

— Traité de médecine de CHARCOT, BOUCHARD, BRISSAUD.

BOURSIER, 1892. — (In *Journal de médecine de Bordeaux*, avril).

BOUSSI, 1880. — Troubles nerveux réflexes de l'utérus (*Th. Paris*).

BRIERRE DE BOISMONT, 1842. — De la menstruation (*Th. Paris*).

CABANNE-TELLÉ, 1903. — De la périgastrite douloureuse (*Th. Paris*).

CALIARI, 1903. — Sur trois opérations pour cancer de l'utérus, de l'estomac et du rein (in *Rif. medica*).

CAMPBELL THOMSON, 1902. — La Dilatation aiguë de l'estomac avec cas démonstratifs (in *Medico-chirurgical transactions*).

CASENAVE, 1759. — Déviation de règles par les seins et le visage (in *Journal de médecine de Vandermonde*).

CHABANNES, 1903. — Etat puerpéral et ulcère de l'estomac (in *Lyon méd.*).

CHARRIN. — Leçon de pathogénie appliquée à la clinique.

— Exposé de titres (p. 42).

— 1892. *Archives de physiologie*.

CHÉRON, 1893. — Neurasthénie utéro-gastrique (*Congrès de Besançon*).

CHOMEL, 1857. — Des dyspepsies.

COURTX, 1881. — Traité des maladies de l'utérus.

COURTY. — Diction. encyclopédique des Sc. méd.

CUSCO, 1858. — De l'antéflexion et rétroflexion de l'utérus (*Th. d'agrég.*).

DALCHÉ, 1900. — Les Maladies des femmes.

DECHERF, 1898. — Dyspepsie chronique de la deuxième enfance (*Th. Paris*).

DÉJERINE et GAUCKLER, 1908. — Les Faux gastropathes (in *Presse méd*).

PAUL DELBET, 1898. — (*Archives générales de médecine*).

L. DÉNIAU, 1883. — De l'hystérie gastrique (*Th. Paris*).

DESPLATS, 1868. — Névralgies dans les affections utérines (*Th. Paris*).

DIENOT, 1904. — Les déséquilibrées du ventre (*Th. Lyon*).

DOLÉRIS, 1896. — La pratique gynécologique.

— 1903. — Les Ptoses viscérales. In *la Ginecologia* (*août-octobre*).

DURAND, 1816. — De l'influence de la menstruation sur la santé et les maladies des femmes (*Th. Paris. No 136*).

DURAND, 1889. — De quelques troubles des affections utérines (*Th. Montpellier*).

J. DUTTON-STEELE, 1903. — Expérience de 2 années sur la gastroptose (in *Union of penna med. Bull.*).

ÉPHÉMÉRIDES DES CURIEUX DE LA NATURE (*2ᶜ année. 7ᵉ App.*).

ESTUDE, 1868. — Dyspepsie (*Th. Paris*).

Fabre, 1880. — Relation pathologique des troubles nerveux (*Th. Paris*).

Fachatte, 1897. — Puberté et premiers troubles menstruels (*Th. Paris*).

Forfer, 1882. — Etude sur les déviations utérines (*Th. Paris*).

Francillon, 1905.— Puberté chez la femme (*Th. Paris*).

François Franck.—*Leçons inédites de 1883-84-85* sur l'innervation de l'œsophage, de l'estomac et de l'intestin (*Collège de France*).

Fuchoig, 1903. — La question des hémorragies gastriques et intestinales diffuses septiques (in *Wiener Klin. Wochensschrift*).

Galien. — De usu partium.

Gauthier, 1903. — Un cas de sécrétion lactée remplaçant les règles chez une vierge (in *Lyon médical*, 8 février).

Geoffroy, 1897. — Du massage dans les vomissements incoercibles des femmes enceintes (*Congrès de Moscou*).

Goursolas, 1903. — Les formes dyspeptiques de l'appendicite (*Th. Lyon*).

Grattery, 1888. — Des troubles viscéraux d'origine menstruelle (*Th. Paris*).

Gubler, 1877. — Du péritonisme et de son traitement rationnel (in *Journal de thérapeutique.*)

Guilloire, 1908. — Forme angio-spasmodique de l'entéro-colite muco-membraneuse (*Th. Paris*).

Hernandez, 1904. — Dyspepsie hyposténique (*Th. Paris*).

Hoffmann, 1748.— Opera, omnia Genevæ.

Hippocrate. — De natura muliebri (*traduction Littré*).

Huchard et Axenfeld, 1878. — Traité des névroses.

Hurtaut, 1896. — Epistaxis supplémentaire des règles (*Th. Paris*).

Imlach, 1887. — In *Brit. gynecol. journ.* (février).

Jacobs, 1896. — Opothérapie ovarienne (in *Policlinique de Bruxelles*).

Janin, 1810. — Essai sur la ménoxénie (*Th. Strasbourg*).

Jayle, 1894. — Septicémie puerpérale (*Th. Paris*).

Jones, 1887. — Trans. of the obst. Soc. of Cincinnati (*Americ. journ. of obstetr*).

Kieffer. — *Arch. de physiologie.*

Korn, 1904. — Troubles de la motilité gastrique (in *Verein F. Wissensch. Heilkunde in Konigsberg*).

Legueu et Reynier, 1905. — Dilatation aiguë de l'estomac (in *Bull. de la Soc. de chirurgie*, oct., nov. et déc.).

L. Lematte, 1908. — L'évaluation de l'acidité du suc gastrique (*Th. Doct. Ph. Paris*).

Le Noir, 1903. — Les Fausses gastriques (in *Arch. génér. de méd.*).

Llopet, 1901. — Contribution à l'étude des troubles gastriques (*Th. Lyon*).

Locoarret, 1892. — (In *Archives cliniques de Bordeaux*, sept. et oct.).

Lorey, 1875. — Vomissements de sang supplémentaires des règles (*Th. Paris*)..

G. Lyon, 1902. — Gastropathies et entéropathies d'origine statique (in *Gaz. des hôp.*).

Malaval, 1891. — Etude sur l'histoire des affections de l'estomac pendant la période gréco-romaine (*Th. Paris*).

Marfan, 1890. — Note sur l'étiologie de l'hyperchlorhydrie (In *Gazette heb. de méd. de Paris*, 2ᵉ sem.).

Mathieu, 1884. — La Gastroptose (*Th. Lyon*).

Montenuis, 1903. — Hygiène nerveuse de l'estomac (*Nord méd.*).

Morel, 1907. — Etude clinique et expérimentale sur les parotidites post-opératoires (*Th. Paris*).

Muller, 1887. — La Toux utérine (*Th. Paris*).

Nonat. — Traité des maladies de l'utérus.

Parrot, 1859. — Etude sur la sueur de sang et les hémorragies névropathiques (*Th. Paris*).

Pawlow, 1898. — Die arbeit der Verdaungsdrusen (*trad. Walther*).

Peillon, 1891. — Etude historique sur les organes génitaux de la femme (*Th. Paris*).

Peter, 1890. — Dyspeptiques et gastralgiques (in *Union médicale*).

Picqué, 1901. — Chirurgie des aliénés.

Pozzi. — Traité de gynécologie.

Raffray, 1894. — Des métrites. — Considérations cliniques (*Th. Paris*).

Reynier, 1903. — Dilatation aiguë de l'estomac (*Congrès de chirurgie*).

Riegel, 1904. — Hyperacidité et hypersécrétion (in *Deutsche med. Wochenschrift*).

Robin, 1906. — Les Maladies de l'estomac.

Roger, 1907. — Alimentation et digestion.

Roux, 1907.— *In* Maladies du tube digestif.

Savatier, 1901. — Menstruation et ses troubles (*Th. Paris*).

Scanzoni, 1858. — Traité des maladies des organes sexuels de la femme.

Schrœder. — Maladies des organes génitaux.

Schupfer, 1906. — *Il policlinico* (*Sect. med.*, avril).

Siredey, 1897. — In *Journal de méd. et chirurg. pratiques.*

Sollier, 1901. — De la dyspepsie (*Th. Montpellier*)

Soupault, 1893. — Les Dyspepsies nerveuses (*Th. Paris*).

Stella, 1906. — L'opothérapie dans les vomissements incoercibles de la grossesse (In *Journal d'accouchement de Liège*).

De Synety, 1879. — Manuel pratique de gynécologie.

Tarulli et Caratulo. — (*Boll. dell. R. Accad. med. di Roma.*— 22ᵉ année, fasc. 5 et 6). Secrezione interna delle ovare.

Theoari et Babès, 1903. — Note sur l'état de la muqueuse gastrique dans l'hyperchlorhydrie expérimentale (*Soc. de biol.*, 17 juillet).

Tonarelli, 1903. — Sur la pathogénie des hématémèses postopératoires (in *Rif. medica*).

Tostain, 1870. — Sympathies entre le cerveau et l'estomac (*Th. Paris*).

Trémolières, 1907.— L'Entérocolite mucomembraneuse.

Trousseau. — Clinique médicale.

Valleix. — Art. Métrite.

Vander Beer, 1903. — Opérations sur l'estomac, avec rapport spécial sur la toilette du péritoine (in *Albany med. ann.*).

Vinet, 1907. — La Ménopause.

Wise, 1900. — In *Annales de gynécologie*.

TABLE DES MATIÈRES

—

Poitiers. — Imprimerie BLAIS et ROY, 7, rue Victor-Hugo, 7.

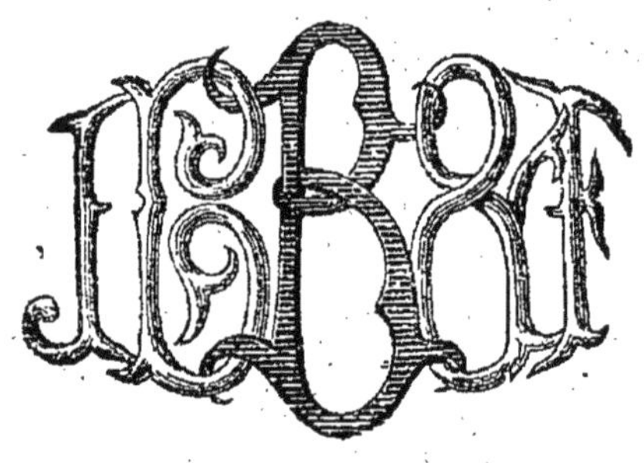